# ÉTUDES

## SUR LES EAUX MINÉRALES

# D'AVÈNE.

163
175

Lodève, Typographie de Grillières.

# ÉTUDES

## SUR LES EAUX MINÉRALES

# D'AVÈNE

ARRONDISSEMENT DE LODÈVE (HÉRAULT)

## PAR LE DOCTEUR J.-E. LAPEYRE,

Médecin Inspecteur de ces Eaux, — Médecin en chef
de l'hospice civil et militaire de Lodève, — Médecin des
épidémies de l'arrondissement, — Médecin du Bureau
de bienfaisance de Lodève et des pauvres des communes
de Lauroux, Poujols, Soubès et St.-Étienne-de-Gourgas,
etc.

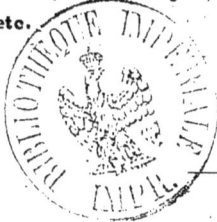

LODÈVE

TYPOGRAPHIE DE GRILLIÈRES, GRAND'RUE.

1860

# INTRODUCTION.

L'usage des eaux thermales entre tous les jours davantage dans la pratique médicale, soit que cela tienne à une étude plus sérieuse et à une meilleure appréciation de leur efficacité, soit que l'aisance plus générale et les moyens de locomotion, si notablement améliorés, en rendent l'accès plus facile aux malades.

Aussi, chaque année, le nombre de ceux qui fréquentent les bains grandit dans une proportion toujours croissante. Nous croyons donc que c'est répondre à un besoin de notre époque que de dire au public chacun ce que nous savons des eaux minérales que la nature a placées près de nous, et dont nos fonctions spéciales ont fait pour nous un objet d'étude et d'observation.

Les médecins devront nous savoir gré de leur faire connaître des eaux dont la modeste réputation était renfermée jusqu'à présent dans un étroit voisinage, et d'avoir enrichi par là leur thérapeutique d'un agent dont nous avons expérimenté l'efficacité, et plusieurs malades, nous en sommes sûrs, nous remercieront d'avoir contribué à leur guérison en leur facilitant un traitement mieux approprié que tout autre à leur état particulier.

Pour remplir le but, éclairer le médecin et guider le malade, il est d'abord nécessaire de faire connaître la nature des eaux ; car leur action est essentiellement liée aux éléments qu'elles contiennent et aussi à la température à laquelle on en fait usage. Quoiqu'il reste encore à la chimie bien des progrès à faire dans la connaissance intime soit des éléments qui existent dans les eaux minérales, soit de la forme sous laquelle ils y sont contenus, cependant les notions générales qu'elle nous donne de la composition de ces eaux, mises en rapport avec les faits fournis par l'expérience, offrent une base légitime à une division des eaux minérales, en certains groupes distincts entr'eux et applicables à certains genres de maladie. Mais comme parmi les maladies du même genre se trouvent des espèces diverses, ainsi dans les eaux minérales doivent se trouver des groupes particuliers ou des individualités plus en harmonie avec chaque variété d'affection. Donc, pour bien appliquer les eaux minérales à une maladie particulière, il ne suffit pas de savoir à quel groupe général appartiennent ces eaux; il faut encore étudier assez leur analogie et leur différence, leur mode particulier d'agir, afin de déterminer des groupes secondaires parmi lesquels le médecin puisse choisir l'espèce la plus appropriée à la variété de l'affection qu'il a à traiter.

Il convient donc de faire connaître non seulement la composition des eaux et de rechercher quel est leur élément actif, mais encore d'étudier la manière de les employer et surtout leur mode d'action, sous le double rapport de la théorie et de la pratique.

Mais comme le traitement ne se compose pas seulement de la maladie et des eaux qui doivent entrer en lutte; mais que cette maladie réside dans un individu, modifiée en lui par l'âge, le tempéramment, la constitution naturelle ou acquise, les complications actuelles ou simplement à craindre, il importe de ne plus considérer les eaux isolément, mais dans leur rapport avec les circonstances locales, climatériques, atmosphériques dans lesquelles le malade peut en faire usage.

En effet, comme l'a dit M. le docteur Réné Briau (1), les bons résultats d'un traitement par les eaux minérales ne sont pas uniquement dus aux applications de ces eaux à l'économie humaine, il faut faire une part réelle dans les effets avantageux qu'en retirent les malades aux circonstances accessoires dans lesquelles s'accomplit le traitement, aux changements considérables introduits par le voyage, à la différence de climat, d'air, de nourriture, d'habitude journalière de l'esprit et du corps. Nouveautés de promenade, de distraction, de repos, qui font de la vie des eaux une vie toute nouvelle, qui, arrachant le malade au milieu dans lequel il a contracté son mal, et le dérobant à l'action des causes qui l'ont engendré, le préparent d'une manière très-heureuse à cette sorte d'entraînement que produiront chez lui les diverses applications du

(1) Les eaux minérales (*Revue Contemporaine*, mars 1860).

traitement thermo-médical, et secondent ensuite activement la pénétration du médicament dans tous les tissus de l'économie.

Certainement, l'action du climat et la température des variations thermométriques, ba-
rométriques et hygrométriques, ne sont que
des circonstances adjuvantes de l'efficacité des
eaux, mais elles ont une grande importance, sur laquelle on ne saurait se faire
illusion.

Si les eaux de Vichy ou de Cauterets, par
exemple, étaient, avec toutes les propriétés qui
les caractérisent, transportées au sein d'une
cité populeuse, peut-on croire sérieusement que
les malades qui en feraient usage chez eux
en retireraient tout le bénéfice qu'ils en rap-
portent après avoir été les chercher dans l'Allier
ou dans les Pyrénées?

Il ne faut pas non plus s'imaginer que
la situation d'une source thermale n'ait pas
son importance. Évidemment, la même eau
minérale ne produirait pas sur la plupart des malades des effets identiques à
Antibes ou à Dunkerque, dans une gorge ouverte au vent ou dans une vallée fermée,
sur le plateau des hautes montagnes ou sur
les rivages tempérés de la Méditerranée, dans

une contrée humide et froide ou dans un climat sec et chaud. A leur situation est donc liée une partie de leur énergie, et l'expérience de tous les jours ne nous montre-t-elle pas qu'elle s'affaiblit à mesure qu'elles sont transportées plus loin de leur source.

Les eaux ne doivent donc point être considérées isolément des lieux où la nature les a placées ; elles y trouvent un concours qui aide et détermine une efficacité en modifiant leur action. Pour les bien connaître, il faut les apprécier dans toutes leurs harmonies naturelles.

Donc, pour faire connaître la source d'Avène, dont nous sommes depuis quelques années inspecteur titulaire, nous nous proposons dans cette notice de traiter, dans différents chapitres :

1° Des lieux, leur situation, le climat, la nature du terrain et de ses productions.

2° Des Eaux, de leur nature, de leur composition, de leur aménagement et de leur mode d'application.

3° De l'action des eaux, de leurs effets déduits de leur nature et établis par l'expérience.

# CHAPITRE PREMIER.

## DES LIEUX.

*Situation topographique. — Géologie. —*
*Botanique. — Établissement.*

ÉLÉVATION. — Au-dessus du niveau de la
mer, 287 mètres.

SITUATION. — A 0° 45' de longitude Est et
à 43° 44' 30" de latitude Nord.

Dans un de nos départements les plus fa-
vorisés de la nature, dans le département de
l'Hérault, à 700 kilomètres de Paris, à 80 kil.
de Montpellier, à 55 kil. de Béziers, à 38 kil.
de Bédarieux et à 27 kil. de Lodève, en communication avec Paris par les chemins de fer

du Midi et de la Méditerranée, auxquels les relie actuellement l'embranchement de Grais-sesac à Béziers, et, sous peu, celui d'Agde à Lodève, Avène est en communication avec Bédarieux et Lodève, par la route départe-mentale n° 8, qui aboutit au chemin de grande communication au Col de Bral. De ce point, après avoir traversé le plateau de l'Escandol-gue, le voyageur voit, tout d'un coup, du haut du roc de Montcamp, la vallée se déployer devant lui comme une décoration de théâtre, où la nature se montre à lui parée de tous ses charmes d'autant plus séducteurs qu'il vient de traverser, pendant deux longues heures, des terres presque désertes, centre de vieux volcans éteints. Il reconnaît les établissements qui s'élèvent au milieu des prairies ; il entend la cloche qui signale l'heure des repas et des bains ; il voit les baigneurs qui l'ont précédé se grouper, les regards dirigés vers le flanc de la montagne sur laquelle roule en serpen-tant la diligence qui le porte.

A ses pieds, il suit le cours de la rivière d'Orb, sur les rives de laquelle s'ouvrira bien-tôt une route qui, évitant la traversée des mon-tagnes, passera à Truscas, ce gracieux hameau, caché comme un nid d'oiseau au sein des feuillages, au fond de la gorge circulaire qu'ombrage une épaisse forêt de châtaigniers séculaires. Cazilhac, château de l'illustre et savant sénateur M. Michel Chevalier, que nous avons en peu d'années vu transformé par ses sacrifices intelligents, devenir pour ces contrées un modèle d'agriculture scientifique et industrielle, dont les heureux résultats propageront les bonnes méthodes parmi ces populations si reculées, qui lui devront ainsi, outre l'encouragement des leçons et de l'exemple, par l'appui d'une haute et généreuse influence, une large voie de communication, qui répandra l'aisance et la vie dans leur vallée naguère inaccessible.

En sortant du domaine de Cazilhac, cette nouvelle voie s'embranche au pont d'Orb, sur la route départementale n° 8, à 11 kil. d'Avène, 10 kil. de Bédarieux et 17 kil. de Lodève.

D'où résulte trois avantages : Éviter la traversée du haut plateau, abréger la distance, en un mot, donner une route plus courte, plus facile et plus agréable à Lodève comme à Bédarieux. Cette même route, en remontant du pont d'Orb à Ceilhes, se reliera à celles de l'Auvergne et du Tarn, rendant l'accès de nos bains plus accessible aux habitants de ces départements voisins.

Sous un ciel inondé de lumière et d'une sérénité que ne trouble ni les orages des Pyrénées, ni les brouillards du nord; dans une vallée où les chaleurs du midi sont tempérées par la brise de mer, les soirées rafraîchies par le vent qui souffle de la montagne, vierge de toute maladie épidémique et contagieuse, Avène s'élève sur un petit mamelon qui s'avance dans la vallée et laisse à peine un étroit passage à la rivière d'Orb. A côté des ruines de l'ancien château, se trouve l'église récemment bâtie. De ce point élevé, la vue s'étend sur une double vallée, l'une au nord qui conduit jusqu'à Ceilhes, l'autre au midi, dans les plis de laquelle, à 1 kil. de distance, se cache l'établissement des bains.

Sur les flancs de cette double vallée, s'élèvent, sur divers plans, des collines cultivées avec une ingénieuse industrie, qui, sur leur terrasses, montrent, au-dessus des fraîches prairies qui ornent les bords de la rivière d'Orb, la vigne, le figuier, le cerisier et les autres arbres fruitiers du midi, parmi lesquels on est heureux de retrouver encore l'olivier, ce témoin des douces influences de la Médi-

terranée. Plus haut, le penchant des montagnes se recouvre de bois taillis, où s'harmo-
nise, dans la diversité de leur verdure, le feuil-
lage du chêne et du châtaignier. Aux sommets
apparaissent quelques roches nues et quelques
pics décharnés par les pluies.

Géologie. — MM. Dumas et de Rouville devant bientôt publier une carte géologique du
département de l'Hérault, nous renvoyons à
une prochaine édition la description géologique d'Avène, que leurs savantes études nous
rendront aussi faciles que sûres. Pour le moment, nous nous bornerons à dire d'une manière générale qu'Avène est situé sur des terrains phylladiens métamorphiques et des calcaires métamorphiques de transition, tout près
des masses volcaniques.

« Les deux chaînes de Montagnes que la
vallée d'Avène sépare étaient-elles confondues
primitivement et sont-elles le résultat de quelque dislocation par l'effet des soulèvements?
Quoique les sources qui arrosent le pays
sortent d'un sol qui a été modifié, postérieu-
rement à sa formation, par la chaleur centrale,
la différence de composition des montagnes,
l'inégalité de hauteur et d'aspect que l'on y
remarque, tout indique que ce sont des pro-

duits distincts ; seulement leur âge paraît être à peu près le même.

« On trouve dans leur sein des schistes, du granit, plusieurs espèces de grès, des marnes fissiles et des couches néocomiennes parfaitement caractérisées. La Roque offre une fort jolie qualité de feld-spath, qu'on pourrait utiliser pour la fabrication des porcelaines. La pouzzolane de l'Escandolgue, qui a été employée dans la construction du pont de Gignac, vaut celle de l'Italie. Il y a dans les environs des galeries de Marcassite, des filons de cuivre et de plomb argentifère, naguère exploités, etc,. (1) »

Botanique. — Les rapports de la botanique avec la géologie, et les distractions que peuvent offrir à un malade la recherche des plantes qui croissent dans les contrées où il est conduit par les besoins de sa santé, aujourd'hui que l'étude des fleurs fait généralement partie de l'éducation, nous engagent à insérer à la fin de cette notice une florule d'Avène, qui comprend, avec les espèces observées dans les premiers jours de septembre, toutes celles qui avaient laissé quelques traces de leur passage.

(1) Thèse de M. Cathala. (Montpellier, 1855).

Le cadre assez restreint dans lequel se ren-
ferme cette florule comprend le vallon d'Avène
et les versants des montagnes calcaires qui
le circonscrivent, les bords de l'Orb entre la
Rode-Haute et la Rode-Basse, la route entre la
Rode-Basse et Truscas, enfin la côte entre les
bains et Fonbine. En prenant l'Établissement
des bains pour centre, les excursions dans
les limites signalées sont de véritables promenades, dont la plus longue peut se faire sans
fatigue en moins de trois ou quatre heures
(aller et retour). Les promenades de ce genre,
qui présentent le plus d'intérêt au point de
vue de la géologie et de la botanique, sont
celles de la Rode-Haute et de Truscas. L'as-
cension de la montagne dite *Périguilhe* et
celle de la montagne *La Verdu* qui lui fait
face sur la rive gauche de l'Orb, promet au
botaniste la plante la plus intéressante d'A-
vène, l'*Alyssum macrocarpum*, petit buisson
à feuilles d'un blanc argenté, que ses fruits
renflés en vésicules et ses rameaux moins épi-
neux distinguent de l'*Alyssum spinosum*. Un
autre sous-arbuste intéressant qu'on rencontre
seulement entre la Rode-Basse et Truscas est
l'*Hélichrysum angusti folium*, espèce d'immor-

2

telle, qui se retrouve plus bas, dans le domaine de Cazilhac.

L'influence de la nature minéralogique du sol sur la végétation est ici très nettement accusée. Les terrains où se rencontre le silice (schiste falqueux, grès bigarrés, marnes irisées, granits, porphyres) sont les seules ou prospèrent, avec le châtaignier, des plantes éminemment silicicoles, telles que : *Sarothamnus, vulgaris, sarothamnus purgans, cistus sulvifolius, calluma vulgaris, erica cinerca,* etc. Quant aux montagnes calcaires formées d'une roche noirâtre, d'apparence dolmitique, crenellée en tout sens, mais non distinctement stratifiée (un calcaire métamorphique, probablement diluvien), elles sont couvertes de chênes (*quercus pubescens*) à l'exception presque totale du châtaignier. Les quelques pieds rabougris de cet arbre, qui s'avanturent sur les calcaires, y sont accompagnés du *spartium junceum* et n'y vivent probablement qu'à la faveur de quelques proportions de silice.

La plupart des espèces, du reste, qui viennent dans les calcaires peuvent vivre également dans les terrains siliceux, mais certaines espèces sont très spéciales à ces derniers terrains :

ce sont celles que nous prendrons soin de no-
ter d'une astérique. * (1)

ÉTABLISSEMENT. — C'est au milieu de cette
nature où tous les contrastes abondent, agreste
et gracieuse à la fois, qu'est situé l'Établissement d'Avène, construit sur la source même
qui lui a donné naissance et désigné dans les
cartes de Cassini sous le nom de Foncaude.
il est adossé à une montagne formée d'un gra-
nite porphyroïde éminemment métallifère, dont
les gisements ont donné lieu à diverses ex-
ploitations d'une certaine importance. Les mi-
nerais les plus abondants sont des sulfures
de plomb, des sulfures de bismuth et surtout
des polysulfures de plomb, d'antimoine, d'argent, d'arsenic, constituant la polybase, la
bournonite, la tennantite, etc. A peu de distance
de là, le nombre toujours croissant des malades et les exigences du confort moderne ont
contraint de construire un vaste et bel hôtel.
Il est assis au pied de la Moutonne, montagne giboyeuse, sur la rive gauche de l'Orb,

(1) Ces notions botaniques ainsi que la florule sont dues
à l'obligeance du savant professeur, M. Planchon, qui est
venu passer deux saisons à nos bains. Nous le prions de
vouloir bien agréer l'expression d'une reconnaissance que nous
sommes heureux de lui offrir ici.

dont les truites renommées, les fines anguilles et les nombreuses écrevisses fournissent aux baigneurs une nourriture aussi délicate que variée. Séparé de la rivière par de vertes prairies et de belles allées de platanes, qui conduisent les baigneurs, par une légère passerelle, jusqu'à la plaine de Beau-Désert, si bien nommé par ses bosquets ombragés et ses berceaux impénétrables à l'ardeur des rayons du soleil.

# CHAPITRE DEUXIÈME.

## DES EAUX.

*Source, — Propriétés physiques, — Quantité, — Aspect, — Température, — Composition chimique, — Analyses diverses, — Aménagement.*

La source sourd en petits jets très nombreux d'un terrain de schistes et de calcaires anciens, traversés de filons de porphyre à gros cristaux de feldspath, lesquels paraissent en connexion étroite avec l'origine des eaux minérales.

Cette source est très riche et très abondante; son volume est invariable dans la saison des

pluies, comme dans les époques de longue
sécheresse. D'après les calculs de M. Cacarié,
alors ingénieur des mines du département de
l'Hérault, elle débite 500 litres d'eau par mi-
minute, soit 30,000 litres par heure et 720
mille litres par 24° heures.

L'eau est incolore, d'une limpidité parfaite,
elle ne laisse de dépôt ni dans les piscines,
ni dans les conduits d'écoulement; elle est
onctueuse au toucher; cette onctuosité a été
attribuée, par M. le professeur Bérard, à la
barégine. Quand on l'agite dans un vase de
cristal, il s'y développe une grande quantité
de bulles gazeuses, qui en troublent la trans-
parence; mais ce phénomène ne dure que
quelques secondes, et le gaz, une fois dégagé,
l'eau reprend sa limpidité primitive. Ce gaz est
un mélange d'acide carbonique et d'azote. *Sa
saveur*, quoique légèrement fade, ne la rend
pas pour cela désagréable à boire. *Sa densité*
ne diffère pas sensiblement de celle de l'eau
distillée; ce qui s'explique par la faible proportion de sels fixes qu'elle tient en dissolution. Sans action sur le papier bleu de tournesol, elle bleuit mais très légèrement le papier
de tournesol rouge.

La température de 28° centigrades est à peu

près constante le jour, la nuit, le matin, à midi
et le soir, non seulement pendant la durée de la
saison des eaux, mais encore à toutes les époques de l'année. Si quelques légères variations,
toutes renfermées dans les limites de minimes
fractions, ont été soupçonnées, nos observations,
répétées avec soin pendant plusieurs années,
n'ont jamais pu nous permettre de les consta-
ter.

L'analyse chimique d'une source ne peut
du moins, dans l'état actuel de la science,
donner avec une complète évidence la raison
de ses effets thérapeutiques. En effet, la seule
connaissance à laquelle nous puissions pré-
tendre en ce moment, par voie d'analyse, c'est
la détermination des proportions dans lesquelles
les bases et les acides existent au sein des
eaux. Quant à leur combinaisons salines, il
n'est possible de les établir que d'une manière hypothétique. Ainsi, par exemple, : si une
eau contient les éléments de sulfate de soude,
de chlorure de sodium, de l'azotate de chaux,
l'analyse montre sûrement ces éléments et les
proportions dans lesquelles ils s'y trouvent;
mais elle ne saurait affirmer si les sels qu'ils
forment sont bien ceux que nous avons dé-
signés. La difficulté du problème tient à la

double nécessité d'évaporer l'eau pour recueillir le résidu fixe ou salin; ce qui change ces
conditions d'existence, et d'employer des réac-
tifs qui occasionnent des décompositions et des
transformations diverses. Malgré ces imperfec-
tions, l'analyse chimique n'en a pas moins une
utilité scientifique incontestable puisqu'elle nous
offre le seul moyen que nous ayons de connaître les agents médicamenteux contenus dans
les eaux et par conséquent la vraie base rationnelle de l'expérimentation clinique (1).

Les premiers travaux d'analyse sur les eaux
d'Avène ont été publiés, en 1809, dans une
thèse du docteur St-Pierre, sur les eaux minérales du département de l'Hérault.

Voici un extrait de cette analyse :

Sur 3,90 kilogrammes d'eau,

| | |
|---|---|
| Acide carbonique.......... | 0, 000 |
| Carbonate de chaux........ | 0, 238 |
| Carbonate de magnésie..... | 0, 026 |
| Sulfate de chaux.......... | 0, 032 |
| Sulfate de soude.......... | 0, 027 |
| Muriate de chaux.......... | 0, 053 |
| Muriate de magnésie...... | 0, 053 |
| Matière colorante extractive.. | |
| | 0, 429 |

(1) D.r Réné Briau. *Loco citato.*

Et plus tard, en 1834, M. Bérard, professeur à la Faculté de médecine de Montpellier, a fait l'analyse de l'eau minérale d'Avène.

« Cette eau minérale, dit-il, évaporée et réduite au sixième de son volume, laisse déposer une poudre qui est formée de carbonate de chaux ; à cet état, elle a une action alcaline. Elle contient donc un alcalin soluble qui doit être du carbonate de soude, car on s'est assuré qu'elle ne contenait absolument aucun sel de potasse. Malgré cette réaction alcaline, elle tient en dissolution une quantité notable de magnésie. Cette substance n'y existe pas probablement à l'état de carbonate ; car, si ce sel était dissous dans l'eau à la faveur de l'acide carbonique, qui dissout si facilement le carbonate de chaux, il se serait précipité, avec ce dernier, pendant l'évaporation. Je crois plutôt que la magnésie existe dans l'eau à l'état de sulfate, et que la décomposition de ce sel, par le carbonate de soude, n'a lieu que lorsque l'eau arrive à un degré de concentration qui détermine la réaction de ces deux sels. Ce qui me porte à adopter cette opinion, c'est que, depuis cette analyse, l'acide sulfurique et la magnésie s'y trouvèrent à très-peu près en proportion convenable pour former ensemble un sel neutre. Au reste, ceux qui aimeraient mieux regarder la magnésie comme existant dans l'eau à l'état de carbonate, pourront aisément, par calcul, conclure la composition de l'eau dans cette opinion, d'après celle que je donnerai plus bas.

« Quand on évapore l'eau jusqu'à ce que tous les sels insolubles soient déposés, on reconnaît, en les faisant redissoudre dans un acide, qu'ils sont mêlés avec un peu de silice et d'alumine, qui sont tenus plus facilement en dissolution dans l'eau à la faveur du carbonate de soude qu'elle contient en assez grande quantité.

« Une fois qu'il a été reconnu que l'eau ne retenait en dissolution de corps insolubles que le carbonate de chaux, la silice et la magnésie, faciles à séparer, et que tous les sels solubles étaient à base de soude et de magnésie, l'analyse a été facile. On a commencé par déterminer la quantité de magnésie, en traitant une quantité déterminée d'eau évaporée jusqu'à réduction au dixième, de la manière suivante : on ajoute à l'eau, ainsi évaporée, de l'hydro-chlorate d'ammoniaque, puis un léger excès d'ammoniaque; on filtre, on ajoute de l'oxalate d'ammoniaque, on sé-

pare de nouveau le précipité, s'il y en a, par
la filtration. On ajoute alors à la liqueur du
phosphate de soude, qui précipite la magnésie à l'état de phosphate ammoniaco-magné-
sien ; le précipité est lavé, désséché et calciné,
et quarante pour cent de son poids représente la magnésie. (Berzelius).

« Ensuite on a cherché a déterminer la
quantité de chlore et d'acide sulfurique, en
précipitant ces corps avec des dissolutions de
nitrate d'argent et de nitrate de baryte filtrées,
de la même manière que Gay-Lussac détermine la quantité d'argent dans les alliages.

« Enfin la quantité de carbonate de soude
a été fixée par une méthode analogue, en
déterminant la quantité d'un acide titré qui
était nécessaire pour neutraliser une quantité
déterminée d'eau emmenée au dixième par
l'évaporation.

« Il est résulté d'une analyse opérée par
ce procédé que l'eau minérale d'Avène contient,
sur dix mille grammes d'eau, savoir :

| | |
|---|---|
| Chlorure de sodium. | 0,462 |
| Sulfate de magnésie. | 0,687 |
| Carbonate de soude. | 1,028 |
| Carbonate de chaux. | 0,995 |
| Silice. . . . . . . . | 0,945 |
| Alumine.. . . . . . | 0,062 |
| Oxide de fer . . . . | traces |

$$3,279$$

« Une expérience directe a prouvé que cette eau, évaporée à siccité, contenait une quantité totale de substances fixes qui la rapproche très près de ce nombre. »

De pareils sels, et en quantité si minime, étant insuffisants à nos yeux pour nous expliquer les guérisons nombreuses dont nous étions témoin dans les thermes d'Avène; préoccupé de cette pensée, dès la première année que nous en fûmes nommé inspecteur, nous fîmes part de nos doutes à M. Hugounenc, ancien interne des hôpitaux de Paris, pharmacien à Lodève, et le priâmes de vouloir bien, par ses recherches, nous aider à la solution de ce problème, qui nous préoccupait tous les jours davantage.

Ce chimiste distingué, cédant à nos prières, après s'être adjoint M. Ernest Rousset, licencié ès-sciences, préparateur de chimie à la Faculté des sciences de Montpellier, se transporta pour faire sur les lieux une étude des eaux, que nous sommes heureux de communiquer à nos lecteurs.

« Notre mission, disent MM. Hugounenc et Rousset, ne consistait pas à refaire en entier cette analyse, mais seulement à nous assurer si le brôme, l'iode ou l'arsenic ne figuraient pas au nombre de ces éléments constitutifs. Nous nous rendîmes à Avène dans le courant du mois d'août 1856 pour y commencer nos expériences. »

Après avoir établi les caractères physiques des eaux, ils rendent compte de leur opération.

« Nous avons fait évaporer 60 litres d'eau minérale dans une capsule de porcelaine, après y avoir ajouté 50 grammes de potasse caustique parfaitement pure.

« Le résidu a été partagé en trois portions égales.

« Dans la première, nous recherchâmes l'iode, en employant les procédés les plus sensibles et notamment celui que M. Balard a décrit devant l'Académie des sciences.

« Dans la deuxième portion du résidu, il nous fut impossible de déceler la plus légère trace de brôme.

« Le dernier tiers du résidu salin, introduit dans l'appareil de Marsh, nous donne des traces parfaitement caractérisées d'arsenic métallique.

« Notre conviction était formée, et nous nous empressâmes de la communiquer à M. le docteur Lapeyre, en lui promettant de reprendre nos expériences dans le but de doser l'arsenic que nous regardions, dès ce moment, comme le principe actif de l'eau minérale d'Avène.

« Dans le courant du mois de septembre 1857, nous fîmes un second voyage à la source et évaporâmes 57 litres de liquide, en nous entourant des précautions les plus minutieuses.

« M. Thenard publia, en 1854, dans les compte-rendus de l'Académie des sciences, trois méthodes différentes pour le dosage de l'arsenic dans les eaux minérales; nous donnâmes la préférence à celle que nous allons décrire.

« Le résidu salin, provenant de l'évaporation de 57 litres d'eau, fut presque neutralisé au moyen de l'acide sulfurique pur, puis introduit dans l'appareil de Marsh. Le tube horizontal, entouré d'une feuille de clinquant, était chauffé dans une longueur de 0, 30 c., et se terminait par une partie effilée dans laquelle nous avions eu le soin de pratiquer, de distance en distance, quelques renflements. Après avoir fait fonctionner l'appareil pendant 90 minutes et laissé le refroidissement s'opérer lentement, nous avons réuni, en chauffant

avec la lampe à alcool, l'anneau arsénical
formé dans un des renflements du tube effilé;
la portion du tube qui renfermait l'anneau
arsénical a été séparé par un trait de lime,
séchée dans une étuve de Gay-Lussac et pesée
avec le plus grand soin. L'anneau arsénical
a été dissout par l'acide nitrique et le tube
lavé et séché de nouveau. La différence de
poids de la première à la seconde pesée était
de 0, 005 milligrammes représentant l'arsenic.

« Si on veut bien se souvenir que nous
avons évaporé 57 litres d'eau, on verra que
1 litre d'eau minérale d'Avène contient :

Arsenic,......... 0, 00008771

ce qui correspond à acide arsénique 0,00013450,
et, en admettant que le métalloïde se trouve
dans l'eau à l'état d'arseniate de soude, on a

Arseniate de soude 0, 00020737

« La présence de l'arsenic dans l'eau d'A-
vène offre une particularité remarquable et
digne, ce nous semble, d'intérêt. Sans doute,
le nombre des eaux minérales arsénifères est
déjà grand et destiné à augmenter encore (1),
mais il convient de remarquer que, presque
toujours, ces eaux sont férrugineuses à un haut

(1) Bulletin de l'Académie impériale de médecine, tome XX
(Chevalier).

degré; ici, au contraire, le fer n'existe que dans des proportions inappréciables ».

CLASSIFICATION DES EAUX MINÉRALES. — Il est très difficile de classer une eau minérale. Les uns s'appuient uniquement sur la composition chimique des eaux, M. Durand Fardel (2) et MM. Pétrequin et Socquet (3); d'autres, comme M. Rotureau (4) voudraient les classer dans un ordre géographique. Ces deux modes de classification ont leurs inconvénients : les premiers rangeraient parmi les eaux indifférentes, en raison de leur faible et insignifiante minéralisation, des eaux qui ont sur l'organisme humain une puissance et une activité beaucoup plus énergique que d'autres fortement minéralisées. Telles sont, par exemple, les eaux de Plombières, de Néris et nous pouvons dire aussi les eaux d'Avène, etc... Ils placent dans une même classe des sources désignées sous le nom de mixtes, qui n'ont aucune analogie dans leurs éléments et qui pourraient avec une égale convenance être placées dans plusieurs classes différentes. Le second manque,

(2) Traité thérapeutique des eaux minérales.
(3) Traité général pratique des eaux minérales de la France et de l'étranger.
(4) Des principales eaux minérales de l'Europe.

à nos yeux, de caractère scientifique. Il peut grouper ensemble des sources d'une nature toute différente, car le voisinage de deux sources n'établit pas entr'elles un rapport essentiel de ressemblance dans leur composition et dans leur nature. Leur analogie tient à des circonstances purement accidentelles et particulières à chacune, à moins qu'elles n'aient primitivement pour origine commune un seul et même bassin.

Il est évident que la classification, tirée des seules considérations médicales, serait la plus rationnelle et la plus utile sous tous les rapports. Malheureusement elle est pleine de difficultés, et les éléments n'en sont pas encore assez bien déterminés pour qu'elle puisse être entreprise.

La nomenclature thérapeutique étant impossible, la nomenclature géographique n'ayant aucune valeur, force nous est de nous appuyer, dans notre essai de classification, sur les données de la chimie, avec la confiance que, ses progrès la conduisant à une connaissance tous les jours plus intime de la composition des eaux, elle rendra aussi plus légitime la classification à laquelle elle donnera naissance.

CLASSEMENT DES EAUX MINÉRALES D'AVÈNE. Di-

3

vers essais de classification ont été faits pour les eaux d'Avène. M. le professeur Bérard s'exprime ainsi : « Les substances contenues dans l'eau d'Avène sont les mêmes que M. Anglada a trouvées dans toutes les eaux sulfureuses des Pyrénnées-Orientales, et qu'il a trouvées, lui-même, dans les eaux de St-Sauveur, Barèges, Cauterets. Cette observation porterait-elle à penser que l'eau d'Avène doit être classée parmi les eaux sulfureuses, dites dégénérées par Anglada?

« M. Filhol les range dans la même classe, non pas parce que le liquide perdrait une partie de son principe sulfureux par un assez long contact avec l'air, avant de sourdre à la surface du sol, mais parce que la matière organique qui s'y trouve, possédant un pouvoir réducteur très puissant, absorbe et l'oxigène de l'air, et celui des sulfates, produit un sulfure alcalin en même temps qu'elle met de l'azote en liberté. »

MM. Pétrequin et Socquet (1), parmi les alcalines mixtes, parce que la somme totale des sels alcalins prédomine sur les autres éléments minéralisateurs.

(1) *Loco citato.*

M. Constantin James (1), dans les salines, qui sont celles qui contiennent une proportion de sels plus considérable que les eaux ordinaires de source ou de rivière, sans contenir aucun principe assez prédominant pour lui donner une odeur ou une saveur toute spéciale.

Quant à nous, malgré tout le respect que nous inspire l'autorité de ces hommes de la science, nous ne nous arrêterons d'une manière définitive à aucune de ces diverses opinions.

Il est difficile de ranger les eaux d'Avène dans la classe des *eaux sulfureuses* dégénérées, puisqu'elles renferment des sulfates et une matière organique réductrice, la barégine; tandis que l'examen le plus minutieux n'a pu y déceler ni la présence des sulfures, ni celle de l'acide sulfhydrique libre.

Nous ne les rangerons pas non plus parmi les eaux alcalines mixtes, à cause de la petite quantité des *sels alcalins* qui y sont contenus et de leur trop faible réaction alcaline.

Plus volontiers, avec M. Constantin James, nous les classerions parmi les *eaux salines*,

(1) Guide aux eaux minérales.

celles qu'Anglada nomme *eaux thermales sim-
ples*; si nous n'en étions détourné par les résultats de la dernière analyse.

La présence de l'arsenic dans les eaux minérales soupçonnée par Robert Boyle, en 1685,
ayant été constatée dans un grand nombre
de sources thermales ou autres, les hydrolo-
gistes feront peut-être de ces eaux une classe
à part ; mais, comme cette classe n'existe pas
encore, et qu'elle pourrait être soumise à des
subdivisions ayant pour base la coexistance
d'autres éléments minéralisateurs, nous croyons
devoir conserver provisoirement la dénomina-
tion proposée par M. Hugounenc dans son
travail sur les eaux d'Avène, et nous les ap-
pelerons *eaux alcalino-salines et arsénicales.*

Cette absence de classification est une lacune
regrettable. Il est fort à désirer que la société
d'hydrologie , reprenant une à une l'analyse
de toutes les eaux thermales de la France,
trouve, dans ce travail d'ensemble, les éléments
nécessaires pour les réunir par groupes parfaitement distincts les uns des autres, soit au
point de vue chimique, soit au point de vue
thérapeutique. Ce travail, entrepris depuis plusieurs années, se poursuit avec activité, et on
nous fait espérer que cette société savante ne

tardera pas à s'occuper des eaux d'Avène.

AMÉNAGEMENT. L'efficacité des eaux et leur bonne application étant puissamment secondées par un habile aménagement, les propriétaires des bains d'Avène n'ont reculé devant aucun sacrifice pour arriver à ce résultat.

Conformément aux principes élémentaires sur la matière, ils ont construit la buvette et les bains sur les sources mêmes qui, en partie et par plusieurs griffons, jaillissent dans les piscines ; préservant par là les eaux de l'altération inévitable d'un trajet et d'un contact prolongé avec l'air extérieur.

Pour les bains, ils ont conservé le système des piscines, mode de balnéation trop peu usité en France, qui présente des avantages spéciaux, en permettant à l'eau de se renouveller sans cesse, au baigneur, de varier ses positions et de pouvoir supporter sans ennui des bains beaucoup plus longs.

Comme dans tout traitement hydro-minéral, on se propose un double but ; le premier, d'introduire dans l'économie certaines substances médicamenteuses, résultat obtenu par les bains et par les boissons prises à jeun et accompagnées d'un exercice modéré favorable à leur absorption ; le second, de produire une modification spéciale, soit dans certains organes, soit dans certaines fonctions; résultat qu'on obtient par les douches. L'administration de ces douches a été diversifiée de beaucoup de manières, dont chacune possède une action particulière, qui permet de varier, de graduer pour ainsi dire à volonté les effets avec le mode du traitement.

Sur les plans de M. Jules François, ingénieur en chef des mines, dont la science et le dévoûment ont fait de l'aménagement des eaux un art qui, en améliorant toutes les stations thermales de France, vient prêter à la médecine un si puissant et si désintéressé concours, et sous l'habile direction de M. Combes, architecte de la ville de Lodève, deux anciennes piscines, étroites et obscures, qui attristaient l'imagination des malades, ont cédé la place à un système de piscines prenant toutes jour au dehors par un dôme vitré.

Chaque sexe possède une piscine spéciale, vaste, aérée, pouvant recevoir de 25 à 30 malades. Chaque piscine à 7 mètres de long sur 3 mètres 50 c. de large; elles contiennent, chacune, 18,200 litres d'eau dont la profondeur est de 85 centimètres.

Les deux salles des grandes piscines ont,

chacune, 8 mètres de long sur 3 mètres 95 c.
de large; la hauteur des trottoirs à la voute
est de 3 mètres.

Chacune de ces salles contient 93 mètres
cubes d'air.

Ces grandes piscines sont précédées par une
salle d'attente qui sert de vestiaire, suivies
de 8 petites piscines, dites de famille, établies
dans les mêmes conditions pour les malades
qui répugneraient de se baigner en commun.

Chaque petite piscine contient 1630 litres
d'eau.

Toutes ces piscines, grandes et petites, sans
communication entr'elles, reçoivent immédia-
tement l'eau de la source par un courant continu qui renouvelle sans cesse sa pureté.

On a construit aussi 6 cabinets particuliers,
avec une baignoire à deux robinets, versant,
l'un, l'eau minérale à la température de la
source, l'autre, la même eau élevée à un plus
haut degré de chaleur; soit pour les rhuma-
tisants, soit pour quelques rares malades auxquels nos 28° pourraient être insuffisants ou
désagréables.

A proximité et en communication avec les
piscines se trouvent, deux salles où l'on
a établi un système de douches variées, pro-

pres à s'adapter au besoin des affections diverses.

Les malades qui ont des ulcérations aux
jambes prennent aujourd'hui des bains des
membres inférieurs au point d'échappement
de la source, dans un couloir que traverse
un courant continu, dont l'action est très puissante sur leurs plaies.

Ce local, peu convenable, doit être, d'après
les plans de M. Jules François, remplacé par
une salle dite par lui de lotions. Ce mode
d'application de l'eau est, à ses yeux, très im-
portant à lui-même, et surtout par rapport
aux maladies qui sont traitées à Avène, où
il ne rencontre pas, comme dans beaucoup
d'autres stations thermales, l'obstacle d'une
trop grande exiguïté de la source. Espérons
que nos propriétaires, comprenant l'importance
de cette création, qui doterait leur Établissement d'un moyen de médication qu'on ne trouve
pas ailleurs, seront heureux de réaliser promptement ce projet, donnant ainsi tout-à-la-fois
satisfaction à leur intérêt et un témoignage de
reconnaissance bien dû à ce savant ingénieur.

# CHAPITRE TROISIÈME.

## ACTION DES EAUX.

*Historique. — Effets physiologiques et théra-*
*peutiques des eaux d'Avène.*

ACTION DES EAUX. L'efficacité des eaux d'A-
vène a été découverte par un accident tout
providentiel. Utilisée par l'art médical pour
le soulagement de l'humanité souffrante; ne
pouvant donner à cet emploi, jusqu'ici à peu
près empirique, une base scientifique, nous
essayerons une explication de cette efficacité,
nous aidant, dans ce but, des dernières analyses.

Si nos efforts n'ont pas un complet succès,

si nous ne pouvons, en comparant les effets physiologiques et thérapeutiques des eaux d'Avène aux effets analogues de l'arsenic, prouver d'une manière satisfaisante que cet élément est vraiment le *quid divinum* qui communique à nos eaux leur puissante vertu, d'autres, peut-être plus heureux que nous, en marchant dans la voie ouverte par cette idée, arriveront à un meilleur résultat.

Dans tous les cas, il nous restera, pour établir et déterminer l'efficacité de ces eaux, l'expérience, qui est, en définitive, la lumière la plus sûre du médecin, l'espérance la plus solide du malade, et le guide obligé des uns et des autres.

HISTORIQUE. Dans le beau vallon d'Avène, au sein des prairies, jusqu'au milieu du 18ᵉ siècle, l'eau minérale, encore inconnue, allait se perdre au sein d'une mare, au pied de la montagne la Verdu. Un des chevaux du seigneur de Rocozels, propriétaire de la source, se trouvant atteint de la gale, fut mis en liberté dans les champs pour éviter la contagion. Soit par l'effet du hasard, soit plutôt par instinct, ce cheval allait boire et se vautrer plusieurs fois par jour dans la mare. Peu de temps après, on l'aperçut plein de gaîté, recouvert d'un poil luisant et uni. Toute trace de la maladie avait disparu.

Le seigneur de Rocozels en parla à plusieurs médecins qui, voyant dans ce fait la révélation médicale de cette source, l'engagèrent à construire la première piscine, en 1745. Quelques malades des environs, atteints de diverses maladies de la peau, vinrent y trouver leur guérison. La réputation des eaux d'Avène se répandit ; les malades arrivèrent en plus grand nombre, et la Faculté de Montpellier chargea le docteur Durand, de Bédarieux, inspecteur des eaux de Sylvanés, de l'inspection des eaux d'Avène.

Les malades allant toujours en augmentant, on sentit le besoin de créer un établissement. Le grand père des propriétaires actuels acheta la piscine et fit construire des logements pour les baigneurs qui jusqu'alors habitaient le village. On arrivait, à cette époque, à Avène, à dos de mulets, par un sentier situé sur les bords de la rivière d'Orb et continuellement dégradé par les eaux et les éboulements de terre et de pierre que les grandes pluies détachaient des montagnes qui le dominaient.

La réputation des eaux d'Avène était solidement établie; une occasion des plus favorables se présentait pour les classer au premier rang des établissements de ce genre. En 1810, l'Empereur Napoléon devait s'y rendre.

Voici à ce sujet ce que racontait M. le professeur Broussonnet, ancien doyen de la Faculté de médecine de Montpellier : « Après la bataille de Wagram, le grand capitaine souffrait de l'estomac et d'une vive démangeaison aux cuisses ; Corvisart, son premier médecin, attribuant ses souffrances à une ancienne gale prise au siége de Toulon, proposait divers remèdes qui étaient rejetés. Le général Claparède, présent à cet entretien, parla des bains d'Avène, dit que dans sa jeunesse, étant gravement malade par suite d'une gale mal guérie, le célèbre Fouquet l'avait envoyé aux bains d'Avène où il guérit. Corvisart rédigea un mémoire qui fut soumis au jugement de la Faculté de Montpellier, puisque c'était à ses portes que se trouvait cet établissement; la Faculté répondit favorablement. Dès-lors, Napoléon forma le projet de s'y rendre; il voulait aussi y faire un établissement militaire. La lettre du ministre était si explicite que l'ingénieur en chef du département se rendit sur les lieux, traça le plan d'une

grand'route, d'un logement pour l'Empereur
et d'un hôpital militaire. Il paraît que les
événements politiques de l'époque firent ajour-
ner le projet de Napoléon. » (1)

Il serait à souhaiter que l'héritier d'un si
beau nom, que Napoléon III, à qui la France
et l'Europe entière doivent tant de reconnaissance, exécutât ce projet. La construction d'un
hôpital militaire rendrait un immense service à nos braves soldats, tout en faisant un
grand bien à la localité.

ÉTUDES FAITES SUR LES EAUX. Outre les divers
traités généraux où il est, à leur place, parlé
des eaux d'Avène, il existe quelques opuscules
spéciaux sur ce sujet.

En 1772, le docteur Amilhau publia, à Béziers, ses observations sur les eaux minérales
d'Avène.

De 1819 à 1850, le docteur Savy, inspecteur de ces bains, a publié une série de mé-
moires résumant ses observations.

Enfin, en 1855, M. Cathala soutint, pour
son doctorat, une thèse sur ce sujet devant
la Faculté de médecine de Montpellier.

(1) Statistique du département de l'Hérault, par M. Hip-
polyte Creuzé de Lessert.

C'est, en partie, sur ces diverses publica-
tions que nous nous sommes appuyés dans
la composition de notre notice.

EFFETS PHYSIOLOGIQUES DES EAUX. Lorsque le
baigneur se plonge dans l'eau d'Avène, dont
la durée du bain varie d'une demi-heure à
une heure, voici ce qu'on observe souvent :
Au moment de l'immersion, le malade éprouve
un léger frisson avec un peu d'oppres-
sion, et la vessie se vide. Ces phénomènes ne
tardent pas à se dissiper; alors le baigneur
ressent du bien-être; une chaleur douce et
agréable se répand sur son corps et se pro-
page aux organes intérieurs. L'eau minérale
imbibe, gonfle et ramollit l'épiderme dont les
débris furfuracés viennent flotter à la surface.
Le contact prolongé sur les papilles nerveuses
de la peau émousse la sensibilité de cette membrane et, soit que cet effet se répète dans les
centres nerveux, soit qu'un sang dilué par l'absorption d'eau minérale abaisse, en les par-
courant, leur modalité fonctionnelle, il s'opère
une détente générale accompagnée d'un sentiment de bien-être et de calme. Si le léger frisson et la constriction thoracique que le contact de l'eau et sa pression occasionnent au
début donnent lieu à l'accélération momen-

tanée des battements du cœur et de la respiration, ces deux fonctions ne tardent pas à se ralentir, leur sédation arrive et le pouls diminue de 4 à 8 pulsations. Le besoin d'uriner se fait sentir à plusieurs reprises pendant la durée du bain; ce phénomène s'explique par sa température à 28°; car, d'après Falconner, un bain entre 25° et 30° centigrades cède au corps 4440 grammes de liquide par heure. La dose anormale d'eau qui pénètre dans le sang est évacuée par les reins, dont la fonction s'exagère.

L'influence des bains d'Avène sur l'innervation et les fonctions musculaires et vitales est variable selon les individus. Chez le plus grand nombre, il détermine une stimulation tonique qui active la circulation, appelle la chaleur à la peau, excite les fonctions, rend l'appétit plus intense, la digestion plus facile, la mixtion plus fréquente.

Après avoir usé de ces eaux pendant 5 ou 6 jours, le malade éprouve dans toute l'économie un sentiment de bien-être inaccoutumé.

A des doses modérées, l'eau d'Avène régularise les selles; en prolongeant les bains et en augmentant les quantités, cette régularité disparaît, remplacée par une constipation

passagère à laquelle succède une diarrhée qui
cède elle-même par une simple modération de
traitement.

Chez quelques-uns, ils produisent une excitation nerveuse plus ou moins prononcée pendant les premiers jours. Cette surexcitation se
traduit surtout par de l'insomnie, de l'agitation nocturne, quelquefois par des picote-
ments à la peau. Ces phénomènes sont ordinairement passagers; ils se dissipent en général d'eux-mêmes après quelques jours, ou
cèdent à une diminution temporaire dans les
nombres ou la durée des bains. Ils sont dus
quelquefois à l'action propre des eaux, quelquefois à l'imprudence des malades qui, dans
leur impatience de guérir, doublent les bains
ou les prolongent sans mesure, s'exposant par
là à des accidents plus ou moins graves. En
somme, l'effet habituel et normal des bains
d'Avène est tonique et sédatif.

Effets thérapeutiques des eaux. Les eaux
d'Avène ont, tout à la fois, des effets toniques et
sédatifs; elles conviennent donc aux maladies
contre lesquelles sont indiquées les eaux salines, comme à celles qui réclament les eaux sulfureuses. Que demande-t-on en général à ces
sources? On attend d'elles une excitation de

la peau, qui ravive des inflammations chroniques ou subaiguës de cette membrane, et les dispose à la guérison; on leur demande une forte révulsion à la peau, qui déplace des irritations internes, qui les appelle ou les rappelle à l'extérieur; une stimulation tonique générale ou locale, qui excite les fonctions, rétablisse les mouvements, réveille la vie éteinte et engourdie dans certains organes.

On leur demande aussi d'autres effets entièrement opposés aux premiers : ce sont des effets sédatifs, sédatifs du système nerveux par suite de l'action tonique qu'elles exercent sur toute l'économie; sédatifs directs de plusieurs affections de la peau et des muqueuses, par une action analogue, sans doute, à celles qu'exercent les astringents dans des inflammations des mêmes organes.

Ces effets sédatifs se montrent très remarquables sous l'influence des eaux d'Avène, surtout dans les maladies de la peau, compliquées de maladies nerveuses, où souvent, sans poussée, sans surexcitation préalable, on voit les symptômes diminuer et disparaître; ils se montrent aussi dans les affections du système circulatoire, puisque les eaux, à cause de leur température, ralentissent, même dans

4.

l'état sain, la vitesse des contractions du cœur, et diminuent leur fréquence ainsi que nous l'avons dit précédemment; et de ces effets, en apparence contradictoires, on peut obtenir les premiers ou les derniers, en variant la température ou l'emploi des eaux, selon la disposition des malades et l'état de la maladie.

En général, on peut dire que les eaux d'Avène, inférieures à quelques eaux sulfureuses, l'emportent dans bien des circonstances sur la plupart d'entre elles, par les sels actifs qu'elles contiennent et par l'avantage qu'elles ont de tonifier sans produire ces surexcitations aggravantes des maladies, qui ont fait dire à M. Devergie (1) et à M. le docteur Patissier (2) que le soufre a aggravé cent fois plus de maladies cutanées qu'il n'en a guéri. Pour la même raison, elles remplacent aussi utilement les bains de mer, qui, par leur action sédative et repercussive, font disparaître souvent d'une manière très rapide des éruptions même assez rebelles. Résultat dangereux toutes les fois que la maladie, ainsi répercutée, dépendrait

(1) Gazette des Hopitaux, 24 mai 1845.
(2) Rapport sur le service médical des établissements thermaux pour les années 1851 et 1852, page 195.

de causes internes ou générales, que [ne
sauraient détruire les bains de mer. Ainsi les
eaux d'Avène ne donnent lieu ni aux irritations trop vives que produisent les premiers,
ni aux phénomènes de répercussion que l'on
aurait à redouter des seconds.

Si on s'étonnait de nous voir émettre cette
opinion, que les eaux d'Avène conviennent
en général contre toutes les maladies spéciales
de la peau, nous répondrions, avec M.
Gerdy, (1) « qu'il y a, en effet, dans cet ordre d'affections, tant de formes différentes, tant
de degrés divers d'irritation et d'inflammation,
qu'il semble, au premier abord, difficile de
concevoir qu'à toutes ces formes puisse être
appliquée une médication analogue. On le con-
cevra cependant si l'on remarque que toutes
ces affections, c'est-à-dire, toutes les maladies
de la peau qui ne sont ni un symptôme seulement, ni une simple lésion accidentelle et
passagère, que toutes celles-là, quoique fort
différentes par leurs formes élémentaires ou
anatomiques, empruntent de leur siége un génie analogue et, jusqu'à un certain point,
un même caractère spécifique; qu'elles se com-

(1) Étude sur les eaux d'Uriage, page 202.

pliquent fréquemment, et se remplacent ou se transforment les unes dans les autres; que souvent elles se transmettent par l'hérédité, soit sous la même forme, soit sous des formes diverses; et qu'ainsi la présence d'un de ces états morbides est l'indice d'une disposition anormale du tégument, disposition sous l'influence de laquelle, et en raison des circonstances accessoires, se développe telle ou telle altération cutanée. Or, ces affections provenant ainsi d'une prédisposition analogue ou identique, d'un principe commun en quelque sorte, il est donc rationnel de combattre leur génie spécial par une médication spéciale aussi.»

Presque constamment, après quelques bains, les affections cutanées sécrétantes, même les plus intenses, présentent une amélioration si sensible que les malades s'attendent à une guérison très prompte. C'est là le premier effet des bains d'Avène, l'effet direct qu'ils produisent d'abord, le plus souvent, sur la peau, et qui se rapproche de celui des bains de mer, mais à un si faible degré, que nous n'avons jamais observé aucun phénomène d'une légère congestion intérieure. Puis, ordinairement du $5^{me}$ au $10^{me}$ jour, lorsque l'économie a été suffisamment excitée par l'influence du traitement, une réaction se produit, et alors survient une récrudescence plus ou moins forte dans les irritations extérieures. Mais, le plus souvent, cette récrudescence ne reproduit qu'en partie l'irritation primitive, et très rarement dépasse-t-elle les limites que présentait cette irritation à l'arrivée des malades, à moins que le traitement n'ait pas été continué; car, si l'on a quitté les eaux pendant la première période du traitement, alors que le mal semblait presque guéri, la récrudescence se faisant ensuite, sans avoir pour modérateur l'action continuée des bains minéraux, peut donner à la maladie un développement et une intensité plus considérables.

Après cette récrudescence, plus ou moins modérée, parfois de très courte durée, d'autrefois un peu plus prolongée par des alternatives de diminution et de retour, c'est alors en général pendant ces alternatives, et du 15$^{me}$ au 20$^{me}$ jour, qu'apparaissent ces éruptions, ortiées, lichenoïdes, le plus souvent papuleuses, et les furoncles. A leur suite commence la 3$^{me}$ période ou période de résolution. Du moment que cette troisième période est franchement établie, les résultats du traitement sont assurés, et souvent alors il peut être cessé sans que la guérison en soit compromise. Seulement, si l'on se hâte un peu trop de quitter les eaux, on peut éprouver pendant un certain temps, pendant les premiers mois, des retours d'irritation avant que le résultat définitif se produise.

Du reste, ces périodes, presque toujours constantes dans l'ordre de leur succession, ne le sont pas quelquefois dans leur durée, et alors elles entraînent une variation proportionnelle dans la durée du traitement. Ordinairement, il doit être d'au moins trois semaines ou un mois pour les affections cutanées sécrétantes. Quant aux affections cutanées sèches, qui présentent en général des conditions et une marche réellement analogues, mais avec des phénomènes d'une vitalité moins active, si je puis ainsi dire, leurs formes légères (pityriasis, lichen) se guérissent au moins aussi rapidement que l'eczéma; mais leur formes graves (psoriasis, ictyose) exigent toujours un plus long traitement.

Si les affections cutanées sécrétantes et les affections sèches des 5 premiers groupes du tableau cèdent entièrement ou sont plus ou moins soulagées par les eaux d'Avène, nous ne pouvons en dire autant du 6$^{me}$ groupe qui comprend les dermatoses tuberculeuses.

Ce n'est que lorsque ces affections si difficiles à dompter sont à leur début, que nous
avons obtenu un bon résultat par le traitement hydro-thermal; mais, lorsqu'elles sont
plus anciennes, qu'elles ont désorganisé la
peau, dévoré les tissus, détruit ou déformé
les organes, alors les eaux minérales sont im-
puissantes à guérir, si elles ne sont secondées
par l'emploi des topiques énergiques et en
particulier le nitrate acide de mercure.

# CHAPITRE QUATRIÈME.

*Essai d'explication de l'efficacité des eaux d'A-
vène par la présence de l'arsenic. — Effets
physiologiques et thérapeutiques de l'arsenic.*

Les propriétés toxiques de l'arsenic ef-
frayant les médecins, avaient été cause que
ce puissant remède n'avait pu dans la pratique obtenir un emploi général. De plus sé-
rieuses études, des expériences mieux suivies
ont, en grande partie, dissipé cette erreur
et réconcilié le praticien avec ce puissant agent.
De nombreuses préparations arsenicales sont
tous les jours employées, non seulement sans
danger, mais encore avec un très grand avantage pour les malades. Ce qui n'a pas peu
contribué à rassurer ainsi les esprits, c'est

la découverte de ce métalloïde dans des eaux
minérales que les malades, sans aucun danger, absorbent depuis des siècles. Comme, parmi ces eaux, plusieurs au contraire sont signalées par leur action énergique et salutaire, vertu que leurs autres éléments connus
étaient souvent insuffisants à expliquer, les
esprits ont été disposés à induire que ses effets
étaient dus à la présence de l'arsenic.

C'est, nous l'avouons, notre pensée par rapport à l'efficacité des eaux d'Avène. Bien que
nous considérions chaque eau minérale comme une individualité opérant par l'ensemble
de ses propriétés, de ses éléments et des conditions dans lesquelles elle est placée, nous
croyons cependant qu'elle contient quelquefois
un élément actif qui a sa principale part dans
son action curative, et que dans les eaux d'Avène cet élément est l'*arséniate de soude*, dont
la présence nous a été démontrée par les dernières analyses.

Ce qui semble autoriser cette pensée, que
nous livrons à l'appréciation de nos lecteurs,
ce sont les rapports entre les effets physiologiques et thérapeutiques des eaux d'Avène que nous venons de décrire, et les effets
physiologiques et thérapeutiques de l'arsenic

que nous allons nous efforcer d'exposer d'après les auteurs les plus accrédités.

ACTION PHYSIOLOGIQUE DE L'ARSENIC. L'arsenic est rangé par tous les auteurs parmi les excitants, les toniques et les altérants.

« L'acide arsénieux, disent MM. Trousseau et Pidoux (1), pris en santé à la dose de 8 centigrammes, nous a causé une excitation générale, comparable, jusqu'à un certain point, à celle que produit le café très fort. Mais le phénomène le plus curieux a été la production d'une vigueur insolite des extrémités inférieures, permettant de faire de longues courses sans fatigue. Effets éprouvés aussi par M. Masselot et qu'il définit par ces mots : *très-grande aptitude* à la marche.

« Sous l'influence des premières doses, le mouvement péristaltique des intestins est augmenté ; il y a un léger sentiment de constriction à la gorge, une augmentation ou bien, au contraire, une diminution d'énergie des artères. Le pouls, quelquefois mou et faible, comme si l'artère contenait moins de sang, est, d'autrefois, serré et fréquent.

(1) Traité thérapeutique et de matière médicale.

« Si l'on élève la dose, les pulsations ar-
térielles augmentent de force et de fréquence,
puis diminuent encore, au point que Harles
assure que l'on peut ainsi produire une espèce de fièvre intermittente, mais qui ne revêt jamais un type régulier. Biett a noté aussi
dans plusieurs circonstances ces changements
de pouls, qu'il a vus se manifester à plusieurs
reprises dans la journée, en offrant une sorte
de périodicité.

« Quoi qu'il en soit, le plus souvent, il n'y
a pas de mouvement fébrile proprement
dit. (1)

« On observe aussi une augmentation de
la chaleur de tout le corps, qui se manifeste
surtout dans les maladies de la peau (Harles). (2)

« A petites doses, il y a une augmentation
d'appétit bien remarquable et presque constante, observée par Biett et M. Alph. Cazenave,
et, avant eux, par Hecker.

« *De la soif et quelques évacuations alvines
plus fréquentes ; quelquefois, au contraire, de
la constipation.* Ces symptômes, qui manquent
le plus souvent et ne se changent que très

(1) Alph. Cazenave. — Dictionnaire de médecine, 2e vol.
(2) De arsenici usu in medicinâ. Norinbergœ (1811).

rarement en véritable diarrhée, ne dépassent
pas non plus les deux ou trois premiers jours.

*Une augmentation de la sécrétion de l'u-
rine et de la transpiration cutanée* alternant
souvent entr'elles, mais se manifestant plus
rarement ensemble ; ici je veux parler de
la transpiration légère, partielle, sans anxiété,
sans agitation. »

M. le docteur James Begbie a lu récemment
à la société médicale d'Edimbourg, un mémoire fort remarquable sur les effets physiologiques et thérapeutiques de l'arsenic. Nous
saisissons l'occasion qui se présente à nous
d'insérer ici un extrait de ce travail dont la
partie physiologique est encore seule connue
en France par un article de la *Gazette médicale de Paris.* (1)

« L'arsenic, donné d'une manière soutenue
à la dose modérée de cinq gouttes de liqueur
arsénicale (la liqueur arsénicale contient de
1/40 à 1/20 de grain d'acide arsénieux dilué
largement dans de l'eau), deux ou trois fois par
jour, produit tôt ou tard généralement en huit
ou dix jours, l'élévation de la chaleur et la
sécheresse de la peau, l'accélération du pouls,

(1) 21 mai 1859.

un sentiment d'ardeur et de prurit des paupières qui deviennent douloureuses et gonflées;
la conjonctive s'enflamme, il y a photophobie,
l'orbite est cerné d'un cercle noir. En même
temps la langue se revêt d'un léger enduit
d'un blanc argenté, comme si l'on avait tou-
ché sa surface avec une solution de nitrate
d'argent. (L'auteur est le premier qui ait décrit ce phénomène). La gorge devient sèche
et douloureuse, les gencives sensibles et tuméfiées; si l'on continue l'arsenic, la saliva-
tion se montre. On peut ajouter à ces traits
les nausées, les vomissements, la diarrhée, la
dépression nerveuse, la faiblesse, le tremble-
ment; mais le praticien judicieux suspendra
l'usage du médicament longtemps avant l'apparition de ces derniers symptômes. Aux premières manifestations de l'action physiologique, il diminuera la dose, en éloignera les
prises, mais sans les suspendre tout-à-fait.
Les premiers signes de l'action de l'arsenic
sont souvent accompagnés d'une augmentation
notable dans la quantité de l'urine avec un
abondant dépôt de sels. Joignons-y encore une
petite éruption papuleuse qui, çà et là, se couvre de fines écailles de couleur brune, comme
si la peau avait été mal lavée.

Amélioration marquée de la santé générale; l'appétit augmente, la physionomie exprime la vigueur; l'énergie musculaire et l'activité sont accrues. »

Effets thérapeutiques de l'arsenic. L'arsenic connu des anciens, employé extérieurement par les arabistes au moyen-âge, puis abandonné par eux, fut de nouveau mis en usage par les médecins du 16e siècle; mais ce ne furent que ceux du 17e qui se hasardèrent à le conseiller quelquefois à l'intérieur. Dans le siècle suivant, Stœrk s'étant élevé contre l'arsenic avec une fureur singulière, ce médicament tomba dans un profond discrédit, dont, à la fin du même siècle, le tirèrent Fowler (1) et d'autres médecins anglais. De nos jours, Harles, en Allemagne; Fodéré, Biett et M. Boudin en France; M. Begbie en Angleterre, ont appelé sur lui l'attention des médecins et l'ont remis en honneur.

Maintenant on use avec avantage des préparations arsénicales dans les fièvres intermittentes, dans les névralgies, les névroses, la chorée, l'épilepsie. Dans les catarrhes pul-

(1) Médical rapportn of the effects of arsenic in the cure of agues, remittent fevers, an periodic herdachs. Lond. 1786.

monaires, l'asthme, la phtisie, dans les affections rhumatismales, etc., etc.

Nous ne nous étendrons pas sur les effets
de l'arsenic dans ces diverses maladies, parce qu'elles n'ont aucun rapport avec celles
qui sont traitées aux eaux d'Avène.

A nos yeux, l'effet thérapeutique propre de
l'arsenic le plus anciennement observé et in-
contestablement reconnu, c'est son action mé-
dicamenteuse sur les maladies de la peau
et celles qui en dépendent, comme les ulcères, les cancers, les ophtalmies et certaines
maladies de l'utérus.

Ici, rencontrant l'analogie la plus complète
entre l'arsenic et les eaux d'Avène, soit pour
les affections à traiter, soit encore dans le
mode d'action, nous croyons qu'il ne sera
pas hors de sujet d'entrer dans quelques dé-
tails.

Les préparations arsénicales, et surtout l'oxi-
de blanc d'arsenic, les arséniates de potasse,
de soude, sont propres à combattre les affections chroniques du système cutané, les dartres rebelles, squammeuses, humides, rongean-
tes, les affections scrofuleuses, cancéreuses,
les cancers superficiels de la face, des ailes
du nez, des lèvres, les ophtalmies et les di-

verses affections de l'utérus. Biett a retiré de
bons effets de la liqueur de Fowler et des arséniates de potasse et d'ammoniaque dans l'eczéma, l'impetigo et les affections squammeuses; et ainsi que le dit son élève M. Alph. Cazenave, les préparations arsenicales adminis-
trées dans les maladies de la peau ont des
effets constants et facilement appréciables. (1)

Usage externe. (2) « L'arsenic, employé topi-
quement à de très légères doses, agit subs-
titutivement, et il est alors d'un grand secours
pour hâter la guérison des ulcères chroniques,
des dartres phagédéniques, et de la plupart
des affections chroniques de la peau.

« Lorsqu'on ne veut qu'exciter localement
une inflammation à la surface d'une plaie, il
ne faut employer que de très faibles doses
d'arsenic. Mais pour produire des eschares
superficielles, les doses doivent être beaucoup
plus considérables.

« Dans le lupus, dans les dartres rongean-
tes, la pâte arsenicale est d'une incontestable utilité, pour seconder le traitement interne.

---

(1) Dict. de médecine, 2e édit., tome IV, page 25.
(2) Trousseau et Pidoux. *Loco citato.*

« Rhus, Valentin, Collenbush, Lefebure, Jus-
tamant, Salmade, Simmons, Casten, Roennow,
etc., etc., Harles, traitaient les ulcères cancéreux par des pâtes ou des pommades arsenicales, et traitaient en même temps la diathèse par l'usage interne du même médicament. »

USAGE INTERNE. « M. Begbie l'a employé avec
un succès constant dans les affections cutanées, pustuleuses, papuleuses, vésiculeuses et
squammeuses.

« Il cite, entr'autres, la guérison d'un bou-
langer, âgé de 40 ans, atteint d'une lèpre
qui, après 20 ans de durée, a, dans l'espace
de trois mois, cédé à la solution de Fowler,
ainsi que celle d'une jeune dame affectée d'un
psoriasis avec taches de la lèpre ordinaire
compliquée de dysménorrhée et d'une affection utérine, rebelle à diverses médications.
Cette affection gagnait tout le corps. Sous l'influence de la liqueur arsénicale, prise pendant 15 jours, l'éruption fut arrêtée et la desquammation commença. Avec la suspension
du traitement l'éruption reparut pour disparaître de nouveau, à mesure que la malade
reprenait l'usage des gouttes jusqu'à ce qu'enfin elle disparut pour toujours.

« Mais, dit-il, je n'ai jamais vu dans la lèpre ou le psoriasis les écailles tomber et la peau saine apparaître, sans que les effets physiologiques de l'œil et de la langue ne se soient produits et cela pendant des jours et des semaines entières.

« Dans les affections cutanées sécrétantes, l'eczéma par exemple, l'action de l'arsenic s'est montrée plus évidente et la guérison plus facile. Il a pu l'obtenir sans que le sujet ressentît les effets physiologiques, condition nécessaire dans les cas précédents, par une action, pour ainsi dire, indirecte, comme le prouve l'observation suivante.

« J'ai vu un enfant malade, atteint d'un eczéma répandu sur son corps, guéri par l'administration de l'arsenic à la mère qui se trouvait en parfaite santé, et chez laquelle les phénomènes physiologiques se manifestèrent, sans que l'enfant s'en ressentît. »

ULCÈRES CANCÉREUX. — CANCER. L'arsenic, dans les ulcères de mauvaise nature, rend quelquefois de plus grands services que les préparations mercurielles; mais il veut être manié avec une prudence extrême et administré à des doses très-minimes. (1)

(1) Trousseau et Pidoux, *loco citato.*

Begbie dit l'avoir employé avec succès dans le cancer et les ulcères indolents. Dans le premier cas, il soulage la douleur et arrête le progrès. Dans le dernier (ulcères), il développe une granulation à la surface et provoque une guérison complète, quand les autres moyens ont échoué.

OPHTALMIES. L'arsenic a été aussi très utile dans certaines formes d'ophtalmies (Begbie).

MALADIES DE L'UTÉRUS. Les maladies les plus obstinées de l'utérus sont fréquemment liées aux affections chroniques de la peau ; et l'arsenic exerce aussi sur elles, conjointement ou séparément, une influence puissante ; témoin les observations suivantes (Begbie).

« Dans le 24ᵉ vol. des transactions médico-chirurgicales, on lit : Le docteur Locok a guéri une femme de ménorragie par l'arsenic, le lui ayant ordonné pour une maladie du nez, ignorant qu'elle souffrit d'une ménorragie dont elle n'avait pas parlé. On lit aussi dans le même volume : Une dame consulta le docteur Hunt pour une éruption lèpreuse au genou et au coude, et pour laquelle on lui prescrivit 3 gouttes de la liqueur arsenicale trois fois par jour. Au bout de trois mois, la mère de cette malade lui déclara qu'avant le traitement par les gouttes arsenicales; sa fille avait les menstrues excessives en même temps que trop fréquentes, et que les deux affections avaient disparu par suite du traitement arsenical.

« Le docteur Hunt avait déjà employé l'arsenic dans un cas de cancer de l'utérus et, se rappellant que, dans les cas d'empoisonnement par l'arsenic, il survenait fréquemment une inflammation des parties génitales, il fut amené à espérer que cet agent pourrait servir de remède dans certaines maladies de ces parties. Il publia en effet diverses expériences qu'il fit avec succès dans l'aménorrhée, dysménorrhée, ménorragie, leucorrhée et autres maladies utérines. Sir Charles Locock confirme aussi l'efficacité de l'arsenic ; il établit qu'il l'a employé avec un grand succès dans certaines formes d'hémorragie et dans beaucoup d'autres affections de la matrice.

« Le docteur Sympson l'a employé très souvent et avec succès dans l'aménorrhée et autres maladies de l'utérus où le fer paraissait être contre-indiqué. » (1)

(1) Begbie, *loco citato.*

MODE D'OPÉRER. Dans les maladies récentes
et peu graves on peut obtenir la cure sans
porter le remède jusqu'aux phénomènes physiologiques, mais, dans les affections invété-
rées et rebelles, il convient pour arriver à la
guérison d'obtenir les phénomènes physiologiques et d'y persister.

Dans tous les cas où le médicament s'est
montré efficace, il sera bien d'en continuer
l'usage en diminuant les doses ou en les es-
paçant davantage, de manière à maintenir pour
quelque temps, dans leur expression la plus
bénigne, les premiers signes de son action physiologique. Dans les cas obstinés qui ont fini
pourtant par céder à son pouvoir, cette règle
sera plus impérative, et il est nécessaire de
prolonger plus longtemps l'administration de
l'arsenic.

Il est digne de remarque que, dans le traitement des maladies de la peau par l'arsenic,
les premiers signes de son action physiologique sont souvent accompagnés d'une aggravation momentanée de l'éruption. Cette cir-
constance, loin d'effrayer le praticien, doit,
au contraire, l'encourager à persister dans son
emploi. (1)

(1) Begbie, *loco citato.*

Comme l'arsenic, les eaux d'Avène sont toniques et altérantes. Comparés ensemble, les
effets thérapeutiques des eaux d'Avène et ceux
de l'arsenic présentent entr'eux une très grande
analogie. Ces deux médicaments agissent avec
efficacité contre les mêmes maladies, plus spé-
cialement sur les maladies de la peau, et,
dans cette classe d'affection, ils agissent, l'un
et l'autre, avec plus de facilité et de succès
sur les affections cutanées sécrétantes (eczéma).
Avec des chances plus diverses, dans les affections cutanées sèches (psoriasis, icthyose),
et pour l'un comme pour l'autre, dans ces
derniers cas, l'échec n'est souvent dû qu'à
l'impatience du malade qui ne permet pas de
prolonger assez le traitement.

Les mêmes rapports se reconnaissent encore
dans leur manière d'agir. Les eaux d'Avène,
comme l'arsenic, produisent souvent une aggravation de la maladie qui se manifeste par
une poussée accompagnée quelquefois d'un
mouvement fébrile, et, pour l'un comme pour
l'autre, cette aggravation est un symptôme favorable, un signe de guérison.

De cette analogie dans la nature, les effets
et le mode d'agir, nous sera-t-il permis de conclure à l'identité des causes et par conséquent

d'expliquer l'efficacité des eaux d'Avène par
la présence de l'arsenic que nous y avons constaté. C'est une question, c'est un doute sur
lesquels nous appelons l'attention; laissant à
de plus habiles que nous le soin de les ré-
soudre.

Quoi qu'il en soit de cet essai d'explication,
l'efficacité des eaux d'Avène ne demeure pas
moins un fait incontestable, appuyé qu'il est
par l'expérience qui, en dernière analyse, est
encore à cette heure le meilleur et le plus
sûr fondement d'une pratique sage et éclairée

Ce sera, nous le pensons, rendre un véri
table service à nos confrères que de leur com
muniquer dans le chapitre suivant un tableau
statistique de notre pratique à Avène, précédé
de quelques-unes des plus remarquables ob
servations que nous avons été à même d'y
recueillir.

# CHAPITRE CINQUIÈME.

---

*Observations et tableau statistique sur les dermatoses chroniques, les maladies du système lymphatique, les ulcères et les maladies de l'utérus.*

---

## 1° AFFECTIONS EXANTHÉMATEUSES.

---

### Observation première.

---

URTICAIRE CONFERTA CHRONIQUE. M<sup>lle</sup> X., 24 ans, d'un tempérament lymphatico-nerveux, à peau fine et délicate, fut atteinte, il y a deux ans, après une violente émotion morale, de céphalagie, avec anorexie et douleurs épigastriques. 24 heures après, elle éprouva un prurit général avec une sensation de chaleur sur toute la surface du corps. Il survint à la face interne des avant-bras, aux cuisses, aux lombes et aux épaules des élévations rouges et entourées d'une auréole d'un rouge plus vif. Ces élévations étaient très confluantes aux avant-bras, qui étaient alors comme tuméfiés. Un sentiment de fourmillement très incommode accompagnait l'éruption et laissait peu de repos à la malade. La démangeaison augmentait par la chaleur du lit.

Cette affection, quoiqu'ayant diminué d'intensité, a résisté aux divers traitements auxquels elle a été soumise. Elle paraît et disparaît momentanément sans cause connue ; son retour a surtout lieu le soir, il est accompagné d'une légère accélération du pouls.

La menstruation est régulière.

Mlle X., présentant un état saburral très prononcé, nous faisons précéder le traitement de l'eau minérale par un éméto-cathartique.

Après le cinquième bain, l'éruption augmente, elle apparaît sur presque tout le corps ; cet état persiste quelques jours. Au 10e bain, l'éruption a complètement cédé. Elle ne reparait plus. Mlle X. part entièrement guérie, après avoir prix 25 bains, et fait usage de l'eau minérale en boisson.

### Observation deuxième.

INTERTRIGO PURIFLUENS. X., du département du Tarn, âgé de 42 ans, cultivateur, d'un tempérament lymphatique très prononcé, à peau blafarde, atonique, suant facilement, se nourrissant principalement de farineux, et n'ayant aucun soin de propreté, fut atteint, il y a trois ans, au pli des aisselles et au contact des bourses, d'une rougeur avec légère démangeaison. Cette rougeur s'étendit au point d'envahir les deux aisselles, et celle des bourses jusqu'aux plis des cuisses.

Cette affection, qui resta quelque temps sans suintement, fournit plus tard une sorte de transpiration qui mouillait plusieurs linges dans les 24 heures. Les démangeaisons augmentant, et le malade, ne pouvant s'empêcher de se livrer à des grattages, transforma l'intertrigo en une plaie suppurant abondamment.

X. nous rapporte que, depuis deux ans, il n'a pas passé une bonne nuit. L'amaigrissement chez lui est très notable; il peut à peine se livrer aux travaux des champs. Après avoir vainement essayé de plusieurs traitements, on l'envoie à Avène.

Au 10ᵉ bain, une éruption papuleuse et vésiculeuse apparut sur presque tout le corps; il y eut aussi plusieurs furoncles.

25 bains de piscine, des fomentations continues avec l'eau minérale, l'eau minérale pour boisson ordinaire ont procuré une guérison complète.

Nous avons revu ce malade pendant deux autres saisons. A part quelques démangeaisons, il n'avait plus rien éprouvé.

## 2° VÉSICULEUSES.

ECZÉMA. De toutes les maladies de la peau qui arrivent à Avène, l'eczéma est peut-être la plus fréquente. Dans le grand nombre des cas que nous avons observé à siéges divers, on remarquait une rougeur plus ou moins intense, suivant l'état aigu ou chronique de la partie malade, une démangeaison permanente, une sécrétion continue et incessante dans l'état aigu, et tachant le linge en gris et l'empesant. Dans certaines parties, cette sécrétion avait diminué depuis un certain temps, et avait même cessé. La sérosité ramenait au bleu le papier de tournesol rougi par un acide. Enfin on voyait un état ponctué et rouge de la

orifices enflammés des canaux qui fournissaient
la sérosité.

### Observation troisième.

ECZÉMA PRESQUE GÉNÉRAL. L. P., cultivateur,
âgé de 45 ans, d'un tempérament lymphatico-sanguin, est atteint, depuis un an, d'un
eczéma qui occupe tout le corps, excepté la
tête et la partie antérieure de la poitrine. Cette
affection présente tous les divers caractères
que l'on peut observer sur elle.

P. éprouve une démangeaison vive, continue,
qui augmente par la chaleur du lit; aussi
assure-t-il que depuis plus de 6 mois il n'a
pu y trouver le repos. Il est maigre, pâle, le
pouls est fébrile, la soif prononcée, l'appétit
presque nul, les digestions sont difficiles; il
est irascible.

Ce malade, ne possédant pas beaucoup de
linge de corps, est forcé de garder pendant
plusieurs jours la même chemise, dont la
raideur, occasionnée par l'abondance de la
sérosité, augmente encore l'irritation du mal.

*Prescript.* Matin et soir un bain de piscine
de demi-heure seulement.

Eau minérale pour boisson.

A peine P. est-il dans l'eau, qu'il sent du

bien-être, la démangeaison se calme.... il s'endort. Aussi prolonge-t-il la durée du bain. Pendant celui du soir, il éprouve le même calme; il reste deux heures dans la piscine, il y aurait passé la nuit si on ne l'avait forcé d'en sortir.

Le deuxième jour, il prend ses mesures de manière à rester le plus longtemps possible dans le bain. Il prolonge celui du matin et du soir tellement, qu'il reste plus de 5 heures dans l'eau. Le lendemain, il nous fit appeler; nous le trouvâmes dans son lit avec une fièvre ardente. — Brisement général, céphalagie, soif, anorexie, pouls à 120, plein, fort, démangeaison insupportable, rougeur plus vive des parties atteintes, augmentation considérable de la sérosité (toujours alcaline).

Cette nouvelle acuité de la maladie, provoquée par la surexcitation de l'eau minérale dans laquelle P. était resté trop longtemps, dura trois jours. Elle fut combattue par la diette, le repos au lit, et une tisane rendue légèrement alcaline.

Après le troisième jour, le malade reprit les bains de demi-heure de durée d'abord, en augmentant progressivement jusqu'à 1 heure. Sous leur action non interrompue, l'eczéma fut combattu, la peau de tout le corps acquit plus de finesse et de douceur qu'elle n'en avait jamais eu.

Après avoir pris 35 bains, P. partit d'Avène le 15 juillet; l'état général ne laissait rien à désirer.

Au commencement du mois de septembre, c'est-à-dire, un mois et demi après, les démangeaisons et une éruption vésiculeuse et papuleuse reparaissant sur diverses parties du corps, P. s'empressa de revenir aux bains.

Les eaux minérales ramenèrent de nouveau le calme. Après le 10e bain, il se fit pendant plusieurs jours une éruption de furoncles (il en parut 19).

Ce malade prit encore 30 bains, après lesquels il quitta Avène. Il n'a plus eu besoin d'y revenir. La guérison a été aussi complète qu'on puisse le désirer, surtout dans un cas aussi grave à cause de son étendue.

Nous avons souvent occasion de voir ce malade; depuis son dernier départ d'Avène, septembre 1855, aucune éruption n'a paru sur son corps.

## Observation quatrième.

ECZÉMA CHRONIQUE DE LA JAMBE DROITE. X., propriétaire, âgé de 74 ans, d'un tempérament lymphatico-nerveux, avait toujours joui d'une bonne santé, lorsqu'après des courses à la campagne, pendant les fortes chaleurs de l'été, il vit apparaître à la partie antérieure et externe de la jambe droite une large plaque rouge et chaude, accompagnée d'une vive démangeaison. En l'examinant de près, on la voyait hérissée de points saillants. Ces points saillants ou vésicules s'ouvraient ou étaient brisés par le frottement et le grattage, et laissaient échapper un liquide qui tachait le linge en gris et l'empesait. Ce liquide, en contact avec la peau déjà enflammée, l'irritait et y déterminait des excoriations superficielles d'où suintait une sérosité très abondante. Malgré les divers traitements auxquels X. avait été soumis, l'affection ne céda pas.

A son arrivée à Avène, on remarque, aux deux tiers inférieurs et principalement à la partie antérieure et externe de la jambe droite, des plaques assez grandes où la peau, sans cesse irritée par le fluide ichoreux et par des éruptions continuelles de vésicules, est enflammée profondément. Elle présente des excoriations et un très grand nombre de gerçures; dans ces parties, la sérosité s'exhale continuellement et abondamment, ce qui force le malade, à renouveler fréquemment le linge des pansements. Sur quelques points, la sérosité est moins abondante, elle s'épaissit et forme de petites lames, des squammes jaunâtres, molles, peu adhérentes, laissant, lors de leur chute ou en se détachant, une surface enflammée mais peu humectée. Enfin, dans les autres parties, on voit des squammes plus sèches, grisâtres et plus adhérentes; la peau est fendue.

Cette jambe a un gonflement considérable; elle a 8 centimètres de plus que la gauche; ce malade peut à peine marcher; il garde la chambre depuis plus de six mois.

*Prescript.* Tous les jours, un bain de piscine, deux bains de jambes, trois verres d'eau minérale matin et soir, fomentations continues d'eau minérale sur la jambe, bandage roulé.

Après un mois de séjour à l'établissement, X. partit entièrement guéri; il pouvait marcher plusieurs heures de suite sans trop se fatiguer.

La guérison s'étant maintenue, ce malade, dont nous avons eu plusieurs fois des nouvelles, n'est plus revenu à Avène.

### Observation cinquième

ECZÉMA DES OREILLES. X. âgé de 50 ans, d'un tempérament lymphatico-sanguin, menant une vie très active, fut atteint, pendant l'automne, d'un eczéma qui envahit peu à peu tout le pavillon des oreilles. Les divers traitements qui lui furent conseillés ne furent pas scrupuleusement suivis. Le mal persistant, il fut envoyé à Avène.

Cet eczéma présentait les divers caractères que nous avons déjà énumérés, et qu'il serait trop long de répéter.

*Prescript.* Un bain de piscine tous les jours, fomentations continues sur les oreilles avec l'eau minérale.

Eau minérale pour boisson ordinaire. Après le 15e bain apparut sur le corps une abondante éruption papuleuse et plusieurs furoncles. Cette éruption dura 4 ou 5 jours, après lesquels l'affection marcha rapidement vers la guérison.

Il partit d'Avène après avoir pris 35 bains. Ses oreilles étaient parfaitement nettoyées. La peau ne conservait qu'une légère rougeur.

X., que nous avons vu pendant plusieurs années aux bains, a de temps en temps quelques furoncles. L'eczéma n'a plus reparu.

### Observation Sixième.

ECZÉMA IMPÉTIGINODES. Mlle X., âgée de 24 ans, d'une constitution éminemment lympha-

6

tique, irrégulièrement menstruée, avait été atteinte plusieurs fois, jusqu'à l'âge de 15 ans, d'une éruption à la figure. Les règles parurent à 16 ans, la santé sembla vouloir se fortifier. A 17 ans, il y eut une suppression pendant trois mois, avec pertes blanches, pâleur, bouffissure du visage, palpitation, essoufflement à la marche. Cet état fut combattu par les ferrugineux; depuis lors, la menstruation est irrégulière.

Il y a dix-huit mois, Mlle X. vit apparaître, à la partie antérieure et interne des cuisses, une plaque rouge tachetée de points foncés et parsemée de vésicules, qui sécrétèrent comme du pus et formèrent des croûtes d'un gris jaunâtre. La démangeaison a toujours été très supportable. Ces plaques, qui étaient d'abord de la grandeur de la main, s'étendirent en surface et finirent par occuper presqu'en entier la partie antérieure et interne des deux cuisses.

Cette malade a été soumise, sans succès, à divers traitements internes très rationnels; elle a fait une saison aux eaux thermales sulfureuses de Bagnols (Lozère). Elle arrive à nos eaux dans l'état suivant.

Les faces antérieures et internes des deux

cuisses sont recouvertes, dans leur plus grande partie, par des croûtes épaisses et fortement adhérentes d'un gris jaunâtre; dans les autres parties, on voit de larges vésicules qui sécrètent de la sérosité purulente.

Le moral de cette demoiselle est fortement affecté par cette maladie.

*Prescrip.* Un bain de piscine tous les jours, fomentations continues avec l'eau minérale, eau minérale pour boisson ordinaire, douches en nappe sur la partie antérieure et interne des cuisses.

Après le 20ᵉ bain et la 15ᵉ douche, les croûtes étaient complètement tombées, et la peau avait repris presque son aspect naturel. La malade revient chez elle en parfaite santé, après avoir pris 32 bains et 25 douches.

Pendant l'hiver, l'éruption ayant reparu, mais beaucoup plus légère, Mlle X. revint à Avène.

Sous l'influence de l'eau, cet état fut de nouveau combattu pour ne plus reparaître.

La santé de Mlle X. s'est maintenue fort bonne; la menstruation est régulière.

**Observation septième.**

HERPÈS PRÉPUTIALIS. X., âgé de 17 ans, ouvnier en laine, d'un tempérament lymphatique, n'a jamais pris de bains ni généraux ni locaux. Depuis plusieurs mois, il voit apparaître à la face externe et à la face interne du prépuce des plaques rouges et chaudes de la largeur d'un centime; ces plaques, qui démangent, se recouvrent de petites vésicules transparentes, qui se flétrissent en général à la face externe, et alors il se forme une légère desquammation. A la face interne, l'inflammation est plus vive, les vésicules se réunissent et augmentent de volume; elles contiennent un liquide séro-purulent; à leur ouverture, il se forme des squammes qui, en se détachant, laissent après elles des excoriations qui donnent une cuisson assez vive.

*Prescript.* Matin et soir, un bain de piscine, bains locaux fréquemment répétés, 3 verres d'eau minérale matin et soir. Ce malade prend 26 bains; après le 20ᵉ bain, il n'y avait plus de traces de l'Herpès.

### Observation huitième.

HERPÈS TONSURANT. Mlle X., âgée de 12 ans, d'un tempérament très lymphatique, a eu, à l'âge de 9 mois, des croûtes de lait à la figure. Il y a un an qu'il lui est survenu sur diverses parties de la tête, au milieu des cheveux, des plaques arrondies, recouvertes de furfures avec démangeaison. Plusieurs d'entr'elles, dont le nombre total est de huit, et dont quelques-unes ont la grandeur d'une pièce de 2 fr., sont dépourvues de cheveux; sur les autres, les cheveux sont atrophiés et cassés.

Vu au microscope, un débris de cheveux montre sa surface hérissée de saillies arbori-sées ressemblant beaucoup au lichen de certains arbres.

Mlle X. prend trente bains. Les plaques qui existent ne sont plus recouvertes de furfures, aucune nouvelle plaque ne s'est formée; mais les cheveux n'ont pas reparu sur les anciennes.

**Observation neuvième.**

RUPIA. X., cultivateur, âgé de 48 ans, d'une constitution lymphatico-nerveuse, détérioré par des privations de toute espèce, a eu la variole il y a un an. A la suite, il vit apparaître sur les jambes des vésicules qui, en se réunissant, formèrent une phlictène. Ces vésicules étaient remplies d'un liquide séro-purulent; peu de temps après, ce liquide se concrétait sous la forme d'une croûte d'un brun noirâtre appla-tie, occupant l'étendue des vésicules et adhé-rant fortement à la surface. Par un des points de la circonférence de ces croûtes, il s'échappait une humeur sanieuse qui tachait le linge. Après une longue marche, ou après avoir détaché quelques-unes de ces croûtes, il est souvent arrivé une perte de sang assez considérable.

Ce malade paraît avoir 60 ans; il est pâle, affaibli. Il a de l'anorexie et une diarrhée fréquente.

*Prescript.* Matin et soir, un bain de piscine de 20 minutes seulement, bains de jambes, fomentations continues avec l'eau minérale, eau minérale pour boisson ordinaire.

Après le 8ᵉ bain, il survint une abondante éruption papuleuse et ortiée, qui précéda de quelques jours l'apparition de plusieurs furoncles.

Les forces revenant et la diarrhée s'étant arrêtée, la durée du bain fut prolongée.

Après avoir pris 35 bains entiers et 50 bains locaux, ce malade quitte l'établissement dans une bon état de santé.

### 3° PUSTULEUSES.

#### Observation dixième.

ECTHYMA CACHECTICUM. X., propriétaire, âgé de 48 ans, d'un tempérament lymphatique, a été atteint plusieurs fois de la gâle; sa jeunesse

a été très orageuse. Il y a un an que, par
suite d'émotions morales vives, il perdit l'appétit, ses digestions furent difficiles, son sommeil pénible, ses forces s'affaiblirent. Peu de
temps après, il survint successivement, sur les
membres inférieurs et à la partie interne des
cuisses, des points rouges, enflammés, cir-
conscrits, qui, en s'élevant, acquéraient dans
l'espace de quelques jours le volume d'une
noisette. Leur sommet se trouvait bientôt soulevé par du pus, tandis que la base était dure
et d'un rouge vif. Le pus se desséchait au
bout de quelques jours, et il se formait des
croûtes assez épaisses, qui laissaient, à leur
chute, des taches d'un rouge foncé. Le développement de ces pustules était accompagné
de douleurs très-vives ; elles étaient séparées
les unes des autres, et leur volume variait
depuis celui d'un petit pois à celui d'une
noisette.

Deux de ces pustules avaient occasionné
deux ulcérations sur la partie antérieure de
la jambe droite. Ces deux ulcères, qui dataient
environ de trois mois, étaient douloureux,
sanguinolents, blafards, sanieux.

Les ganglions de l'aine droite étaient engorgés.

*Prescript.* Matin et soir, un bain de piscine de demi-heure de durée pendant les premiers jours, bains de jambes, fomentations continues avec l'eau minérale, douches en nappe, eau minérale pour boisson ordinaire.

Après 30 bains généraux, 40 bains locaux et 15 douches, les traces des pustules étaient à peine visibles.

Les deux ulcères étaient presque en entier cicatrisés. La guérison ne fut complète que quelque temps après son départ.

Les deux ulcères s'étant rouverts pendant l'hiver, X. revint à Avène. Cette fois, sous l'influence de l'eau, la cicatrisation marcha rapidement, la guérison s'est maintenue.

**Observation onzième.**

Impétigo figurata. X., cordonnier, âgé de 42 ans, d'un tempérament lymphatique, se nourrissant mal, habitant un lieu bas et humide, eut, il y a plus d'un an, les deux joues très rouges et fortement tuméfiées. Bientôt des pustules recouvrirent ces surfaces et se développèrent sur le menton. La rupture de ces pustules laissait écouler une humeur jaunâtre qui se concrétait, se desséchait promptement et formait, sur toute la surface occupée par les pustules, des croûtes qui variaient

dans leurs caractères physiques. Celles qui
succédaient à des pustules de petite dimen-
sion étaient minces, lamelleuses, jaunâtres;
celles qui succédaient à des pustules plus vo-
lumineuses étaient rugueuses, jaunes, verdâ-
tres et plus ou moins épaisses.

A la chute des croûtes, il s'établissait un
suintement séro-purulent, épais, très abondant
qui donnait lieu à la formation de nouvelles
croûtes, lesquelles, au lieu d'être plus minces
et moins adhérentes que les précédentes, étaient
au contraire plus épaisses, plus dures et plus
difficiles à détacher.

Cet état influait beaucoup sur le moral de
X.; il était inquiet, taciturne, irrascible.

Sous l'influence des bains et des fomentations fréquemment renouvelées, les croûtes devinrent, dans leur formations successives, de
moins en moins épaisses, de moins en moins
adhérentes; elles finirent par être sèches, squammeuses, et, après trente bains, la guérison
fut complète.

### Observation douzième.

ACNÉ ROSACÉA. Mlle X., âgée de 18 ans, d'un
tempérament lymphatico-sanguin, parfaitement
réglée depuis deux ans, est atteinte depuis l'âge

de 15 ans, d'une éruption qui se développe lentement, mais qui est surtout plus apparente aux époques menstruelles. Depuis deux ans, Mlle X. a été soumise à divers traitements, qui n'ont modifié en rien cette éruption.

Cette malade a sur le front et surtout sur les joues, une série de boutons de volume divers. Ils sont rouges, de forme pyramidale; plusieurs sont vésiculeux, purulents. On voit aussi sur la figure plusieurs plaques rouges assez étendues.

Mlle X., étant très impressionnable au froid, commence à prendre les bains dans une baignoire à la température de 32°. On diminue graduellement et journellement la chaleur jusqu'à 28°, température de la piscine.

Après le 20e bain, les boutons ont en partie disparu, les plaques rouges du visage ont beaucoup pâli. La menstruation a eu lieu sans que l'éruption ait augmenté. Mlle X. prend encore 15 bains; à son départ son teint est presque naturel.

L'éruption ayant reparu au printemps suivant, mais avec beaucoup moins d'intensité, Mlle X. revint à Avène.

*Prescript.* 30 bains; 20 douches en nappe sur la figure et l'eau minérale pour boisson ont combattu efficacement cette affection.

PORRIGO FAVOSA. X., âgé de 15 ans, d'un tempérament lymphatique, a eu un lait à l'âge de 6 mois. Plus tard, les oreilles lui coulèrent abondamment, dès-lors il fut assez bien portant. A 4 ans, il eut une ophtalmie qui dura 4 mois, pendant lesquels il fut soumis à un traitement dépuratif et à l'huile de foie de morue. Sa santé devint meilleure. Il y a environ 6 mois, il se développa sur le cuir chevelu une éruption de très-petites pustules applaties, qui, en se concrétant promptement, formèrent des croûtes très adhérentes d'un jaune clair, et déprimées en godet. Ces pustules se réunirent et finirent par former une surface continue.

*État actuel.* — Une espèce de calotte croûteuse recouvre presque toute la tête; sur la région temporale gauche on voit une désquammation épidermique. La démangeaison est vive, les croûtes sont d'une couleur d'un gris jaunâtre; elles répandent une odeur de souris; elles sont très adhérentes. La peau est le siége d'une inflammation chronique. Les cheveux se laissent arracher avec facilité. Les ganglions du cou sont engorgés.

Ce jeune homme n'est pas développé en rapport de son âge. Son intelligence est bornée.

Après quelques bains et des fomentations continues sur la tête avec l'eau minérale, les croûtes se détachent, les surfaces sous-jacentes se dessèchent; la peau est rouge; il n'y a plus d'éruption de pustules.

A son départ, et après avoir pris 25 bains, les ganglions du cou ne sont plus engorgés; les cheveux n'ont pas encore repoussé.

## 4° PAPULEUSES.

### Observation quatorzième.

Prurigo. — X., d'un tempérament sanguin-lymphatique, cultivateur, se nourrissant bien, ressent depuis plusieurs années des démangeaisons aux épaules et au cou; peu à peu ces démangeaisons se sont étendues aux membres supérieurs, puis aux membres inférieurs. Depuis quelque temps, les démangeaisons sont devenues si insupportables, surtout au lit, qu'il lui est impossible d'y rester.

A part quelques bains émollients et des lavages assez rares à l'eau de savon, ce malade n'a suivi aucun traitement; il arrive à Avène dans l'état suivant.

De nombreuses papules isolées, de la même couleur de la peau, excepté pourtant celles qui sont déchirées par les ongles, occupent toute la partie postérieure du tronc et la face interne des membres. Le prurit est considérable; il augmente le soir et surtout par la chaleur du lit. Le grattage irrite sans cesse les papules et les déchire; il s'en écoule une petite goutte de sang qui se coagule. Celles qui ne sont pas déchirées disparaissent par une légère desquammation.

Cette affection paraît être héréditaire. X. dit que son père et une de ses sœurs sont dans le même état que lui.

X. prend 25 bains et l'eau minérale pour boisson ordinaire. Après quelques bains, le prurit diminua, l'amélioration fut en augmentant; plusieurs jours avant son départ d'Avène, la démangeaison n'existait plus et la peau ne présentait aucune papule.

### Observation quinzième.

LICHEN. X., âgé de 27 ans, d'un tempéramment bilioso-nerveux, a eu la gale dans son enfance. Depuis trois ans, il a eu, tous les printemps, une éruption avec prurit qui durait un ou deux mois et qui cédait aux bains alcalins domestiques. Cette année, au mois d'avril, l'éruption a reparu, mais plus étendue et plus intense. Les bains alcalins domestiques ne l'on pas combattue.

X. offre, à la partie interne des membres supérieurs et inférieurs et sur les épaules, des élevures papuleuses confluentes déterminant constamment de la démangeaison, surtout pendant la nuit. Les membres inférieurs sont sillonnés par des croûtes légères résultant des grattages auxquels le malade ne peut résister. La peau qui est le siége de ces élevures est sensiblement épaissie.

Après le 8e bain, X. se sent courbaturé, Il a de la fièvre, de la soif, de l'anorexie; le prurit est beaucoup plus vif, les petits boutons sont plus nombreux.

*Prescript.* Repos au lit, diète; deux jours après il se fait une éruption de furoncles.

Ce malade reprend les bains; après en avoir pris 25, il part. On n'aperçoit sur son corps aucune apparence du plus petit bouton.

## 5° SQUAMMEUSES.

### Observation seizième.

PYTIRIASIS VERSICOLOR. X., marchand de

grains, âgé de 30 ans, d'un tempéramment lym-
phatico-bilieux, voit paraître, depuis 18 mois,
sur diverses parties du corps, des taches assez
régulièrement arrondies, d'un gris jaunâtre,
qui tendent à devenir de plus en plus foncées.
Elles ne s'élèvent pas au-dessus de la peau
saine. Ces taches, d'abord très discrètes, sont
devenues confluentes, au point que X. a les
deux tiers du thorax envahi par elles. On en
compte 5 sur le front, qui ont la grandeur
d'une pièce de 2 fr. Elles sont recouvertes par
une desquammation formée par la chute de
petites lamelles de l'épiderme altéré. Elles existent sans démangeaison.

Après 28 bains, 18 douches et l'eau minérale pour boisson ordinaire, les plaques du
front ne sont plus recouvertes de furfures;
quelques-unes ont perdu leur teint jaunâtre
prononcé; elles ont pâli et tendent à reprendre la couleur naturelle de la peau. L'amélioration est plus franche sur le thorax.

### Observation dix-septième.

PSORIASIS DIFFUSA. Mme Z., âgée de 29 ans,
d'un tempérament nervoso-sanguin, n'a jamais
été malade. Ses menstrues ont toujours été
très régulières. Il y a 4 ans, pendant l'hiver,

il survint aux genoux et aux coudes de petites
plaques qui en se réunissant, formèrent une
large surface recouverte de squammes très é-
paisses et plus ou moins adhérentes. Ces plaques ont été en augmentant.

À son arrivée à Avène, la face postérieure
des deux avant-bras, la partie postérieure des
jambes, des coudes et des genoux sont cou-
verts de plaques irrégulières qui, en se réunissant, présentent une large surface recouverte de squammes excessivement épaisses et
adhérentes. (Il y a des squammes qui ont plus
d'un centimètre d'épaisseur).

Aucun traitement actif n'a été employé.
Sous l'influence des eaux prises intérieurement, de 30 bains et de 25 douches, les squammes se sont détachées; la peau, qui en était
recouverte paraît tannée; il semble même
qu'elle a perdu de sa sensibilité.

L'éruption reparut l'hiver, mais avec beaucoup moins d'intensité.

### Observation dix-huitième.

PSORIASIS GUTTATA. X. épicier, âgé de 26 ans,
d'un tempérament lymphatico-nerveux, eut une
grande frayeur à l'âge de 17 ans. Peu de temps
après, diverses parties de son corps se recou-

vrirent de petites peaux qui tombaient et se renouvelaient sans cesse.

X. a suivi plusieurs traitements employés contre ces affections. Bains sulfureux, goudron, préparation arsenicale..... Il a déjà fait une saison à Avène. Sous l'influence des divers traitements et sous celle des eaux, le psoriasis paraissait avoir disparu; mais, au mois de mars dernier, il reparut avec presque autant d'intensité.

Ce malade offre, sur tous les points du corps, mais surtout à la partie postérieure du tronc et à la face externe des membres, des plaques arrondies, d'un, de deux et même de trois centimètres de diamètre, plus élevées au centre qu'au bord, et recouvertes de légères écailles; elles sont isolées, séparées par des intervalles où la peau est saine.

Après trente-cinq bains, X. quitte Avène, n'ayant sur le corps que quelques plaques qui n'ont pas entièrement disparu; toutes les autres ont guéri du centre à la circonférence.

## 6° TUBERCULEUSES.

### Observation dix-neuvième.

LUPUS ULCÉREUX. X..., propriétaire, âgé de

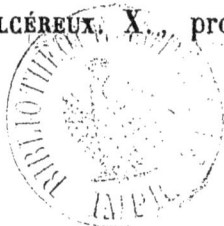

7

57 ans, d'un tempérament lymphatique, porte des traces évidentes d'une diathèse scrofuleuse et d'une diathèse dartreuse *constitutionnelles* et *héréditaires*.

La diathèse scrofuleuse se manifeste actuellement par la présence de glandes engorgées sous la machoire inférieure et surtout par celle d'un goître de la grosseur du poing, situé sur la partie latérale gauche et supérieure du cou.

Quant au vice dartreux, il s'est révélé depuis longtemps par la présence au visage de dartres furfuracées qui n'ont jamais complètement disparu. L'année dernière, X. a été atteint d'un zona. Enfin, la manifestation de ce vice, la plus digne d'attention, se trouve dans la lésion pour laquelle ce malade est venu aux eaux d'Avène.

X. n'a jamais eu d'affection vénérienne. Depuis un temps dont la durée est difficile à préciser, mais qui remonte au moins à 14 ou 15 ans, il a vu la partie inférieure du dos de son nez se couvrir de croûtes jaunâtres, qui tombaient pour faire place à de nouvelles croûtes, sans que cette exsudation ait jamais cessé depuis lors.

Comme cet état ne s'accompagnait d'aucune

douleur ni d'aucune irritation marquée, et
qu'il s'était présenté chez plusieurs membres
de sa famille, sans aboutir jamais à un travail
d'inflammation et d'ulcération, X. fut très longtemps sans s'en occuper. Mais, il y a deux
ans, le nez étant devenu rouge, sensible et
douloureux, il renonça à l'usage du tabac à
priser, dont il faisait abus, et fit des applications émollientes sur la partie. Le mal conti-
nuant toujours, il fut à Montpellier consulter
deux de nos célébrités médicales.

Ces messieurs établirent un large cautère
au bras gauche, le soumirent à des purga-
tions fréquentes, et à une tisane dépurative.
Ils firent localement sur le nez des onctions
avec une pommade au proto-iodure de soufre.
Un mois après ce traitement, il fut aux eaux
de Molitz.

Les eaux thermales sulfureuses ne produi-
sirent aucune amélioration. L'extrémité inférieure du nez, et particulièrement le côté
gauche de cet organe, devinrent volumineux
et tuméfiés. Cette tuméfaction dépendait d'une
croûte jaunâtre assez épaisse qui recouvrait
ses parties. Cette croûte enlevée laissait voir
deux tubercules, l'un à l'extrémité même du
lobule du nez, l'autre sur l'aile gauche de

cet organe. Peu de temps après, ces tubercules s'ulcérèrent, et l'affection fit toujours
des progrès malgré un traitement des plus
méthodiques et des plus énergiques.

*Intérieurement*, huile de foie de morue,
iodure de potassium, fer et les amers.

*Extérieurement*, cautérisation avec le nitrate
acide de mercure, le caustique de Canquoin.

X. arrive à Avène dans l'état suivant :
Ulcération de l'extrémité du nez et de la
moitié du côté gauche de cet organe, dont
le cartilage est en grande partie détruit;
suppuration abondante et fétide. Toute la peau
du nez, des paupières inférieures, et celle
de la partie supérieure des joues est rouge,
tendue, empâtée. Sur le nez principalement,
et à l'angle interne de l'œil gauche, existent
plusieurs tubercules de différentes grosseurs.
Vus à la loupe, leur surface est hérissée
de follicules cébacés rougeâtres et de squammes épidermiques. La pression exercée sur
la base même des tubercules, et dans des
points non dénudés, réveille une douleur
vive. En l'absence de toute pression, le malade ressent assez souvent des élancements dans
la partie affectée. Depuis peu, il est survenu
quelques légères hémorragies.

L'état général est assez bon.

*Prescript.* Tous les jours, un bain de piscine, douches en nappe sur le nez, fomentation continue sur le nez avec l'eau minérale, eau minérale pour boisson ordinaire.

X. prend 35 bains et 50 douches. A son départ d'Avène, le lupus offre un meilleur aspect. La suppuration est beaucoup moins abondante et n'a presque pas d'odeur; des bourgeons charnus de bonne nature se développent dans l'ulcération. Les élancements sont moins vifs et moins fréquents ; la rougeur, la tension, l'empâtement de la peau entre les deux paupières et les deux joues n'existe presque plus. Plusieurs des tubercules du nez ont diminué ou restent stationnaires. Celui de l'angle interne de l'œil gauche a augmenté de volume; l'ulcération ne paraît pourtant pas imminente.

Si les eaux minérales d'Avène n'ont pas combattu cette affection si redoutable, elles l'ont modifiée en partie et, sous leur influence, les progrès ont été arrêtés momentanément.

### LUPUS ULCÉREUX.

#### Observation vingtième.

X. tisserand, âgé de 22 ans, très lympha-

tique, d'une constitution médiocre, — point
de mauvais antécédents de famille connus,
point d'autre maladie. L'affection a commencé
il y a 6 mois par plusieurs tubercules cu-
tanés, disséminés, dont la plupart sont sans
ulcération. Ceux qui sont ulcérés, au nombre
de 5, ont leur siége au front et à la partie
antérieure de la poitrine au-dessous des cla-
vicules. Les autres siégent aux parties inférieures et latérales du cou, au niveau du
corps thyroïde.

Après un mois de traitement par les eaux
et quelques légères cautérisations avec le nitrate acide de mercure, les ulcérations sont
presque en entier cicatrisées; les tubercules
sont à peine sensibles, il n'en est plus venu
de nouveaux.

Quelques-uns des anciens tubercules s'étant
ulcérés, le malade revient à Avène.

Cette fois, après encore un séjour d'un
mois, il part entièrement guéri.

J'ai revu plusieurs fois ce malade. Si, dans
ce cas, la guérison a été complète, c'est que
la maladie avait une date récente.

## MALADIES DU SYSTÈME LYMPHATIQUE OU SCROFULE.

Les eaux d'Avène exercent une action très-puissante sur le système lymphatique et sur les maladies scrofuleuses en général si difficiles à guérir.

Les ulcérations ordinairement consécutives à la formation des tubercules sous-cutanés, les fistules interminables que l'on observe à la suite des abcès froids ouverts soit spontanément, soit par la main du chirurgien, obtiennent d'excellents effets du traitement thermal.

Souvent, sous l'influence des eaux, on voit disparaître des engorgements ou des collections purulentes déjà formées mais non encore ouvertes ; si elles n'amènent pas la résorption, elles contribuent au ramollissement de la tumeur, facilitent d'abord son évacuation externe et puis la cicatrisation de la plaie.

L'influence des eaux est habituellement très-favorable et très-prononcée dans la scrofule des membranes muqueuses. Elles combattent avec avantage les ophtalmies les plus graves, les écoulements du conduit auditif qui compromettent les fonctions de cet organe, les coryza les plus opiniâtres, ainsi que toutes les ulcérations des muqueuses qui ont leur source dans un principe scrofuleux.

La scrofule du système osseux et des articulations, si grave par les désordres qu'elle entraîne si souvent après elle, est heureusement modifiée. Nous en avons chaque année de très remarquables exemples. Dans les cas les plus graves, lorsque l'affection a paru résister à l'influence des eaux, il arrive fréquemment que, peu de temps après le traitement thermal, la maladie prend une marche favorable et tend à se guérir.

Si la scrofule de la peau, des muqueuses et celle du système osseux et des articulations est si heureusement modifiée par l'action des eaux, il n'en est pas de même de la scrofule des glandes ou des engorgements strumeux qui se manifestent le plus ordinairement dans les ganglions du cou, des aisselles, des aines etc..... Lorsque les ganglions lymphatiques sont simplement engorgés, on modifie cet engorgement et l'on obtient souvent la résolution. Mais, quand ces ganglions contiennent, comme cela arrive si souvent, des amas considérables de matière tuberculeuse, alors la résolution est impossible et la suppuration peut seule évacuer la matière tuberculeuse.

Aussi on voit souvent, en pareil cas, la masse
de l'engorgement diminuer, les ganglions s'iso-
ler, le tissu cellulaire ambiant, qui était plus
ou moins enflammé et engorgé lui-même, revenir à son état naturel ; mais les ganglions
persistent ensuite, à moins qu'on ne les sti-
mule très vivement, pour amener la suppuration, seul mode de guérison qui soit alors
possible.

Enfin, dans certains cas, la scrofule agit
sur l'ensemble de l'organisme, et, soit qu'elle
ait en même temps déterminé des lésions locales plus ou moins importantes, soit qu'elle
n'ait que peu ou point encore agi sur des
organes spéciaux , elle détermine dans l'économie tout entière une perturbation profonde.
Alors toutes les fonctions languissent, tous
les organes sont menacés ; et, si une médication puissante ne vient ranimer la vie altérée
dans ses sources, elle finit par être très sérieusement compromise. C'est ce que nous
voyons chaque saison à Avène. Un certain
nombre de jeunes enfants arrivent dans les
conditions suivantes : tempérament lymphatique, souvent allié à une grande excitation
nerveuse ; peau blanche, fine, molle, disposée
aux sueurs, çà et là sillonnée de veines bleues ;

ganglions cervicaux engorgés, décoloration, langueur générale des fonctions, presque toujours grande disposition aux rhumes ou aux maux de gorge.

Abandonné à lui-même, cet état pourrait être suivi de conséquences fâcheuses de plus d'un genre. On le voit rapidement et profondément modifié par les eaux employées en bains et en douches sur la colonne vertébrale. Peu de jours suffisent pour obtenir une amélioration notable. Sous l'influence du traitement, l'appétit, souvent capricieux, devient vif et régulier; la peau se colore, les chairs se raffermissent, les forces et la santé reviennent à vue d'œil.

### Observation vingt-unième.

ENGORGEMENTS GANGLIONNAIRES AVEC SCROFULE DU NEZ. Joseph X., âgé de 13 ans, cheveux châtains, lèvre supérieure très grosse, nez tuméfié; la membrane pituitaire enflammée sécrète un mucus qui se dessèche et forme des croûtes par lesquelles les narines sont obstruées, ce qui occasionne du nasillement et rend difficile le passage de l'air. Il présente, à la partie inférieure du cou, du côté gauche, un engorgement volumineux. Cet engorgement, qui a paru il y a environ un an, au lieu de diminuer, s'est accru d'une manière notable, de telle sorte qu'aujourd'hui il représente une tumeur du volume d'un œuf de poule, sans changement de couleur à la peau, indolente, mobile, inégale, s'enfonçant profondément dans l'espace triangulaire limité, en avant, par la clavicule et, en arrière, par l'omoplate. L'état général est assez bon ; les fonctions digestives s'exécutent bien.

On a employé depuis l'apparition, et sans succès, les pommades hydriodatées, mercurielles et autres, un cautère, etc.; intérieurement l'huile de foie de morue, les amers, etc.

*Prescript.* Bains de piscine, douches sur la colonne vertébrale et sur l'engorgement. Eau minérale pour boisson ordinaire.

Sous l'influence du traitement, la tumeur diminue de volume ; elle se divise d'abord en 3 portions principales qui, elles-mêmes, se subdivisent en plusieurs autres.

Après avoir pris 35 bains et 22 douches, Joseph X. quitte Avène; il porte encore quatre glandes engorgées du volume d'une petite noisette. La lèvre supérieure a beaucoup diminué de grosseur, le nez n'est plus tuméfié, la membrane pituitaire, revenue à son état normal, ne sécrète plus ce mucus qui, en se séchant, formait des croûtes. Le nasillement n'existe plus.

### Observation vingt-deuxième.

Ophtalmie scrofuleuse. Henri X., âgé de 10 ans, d'un caractère indolent, à chairs flasques, d'une peau fine, pâle et empâtée, au nez gros et gonflé, dont la lèvre supérieure, comme hypertrophiée, dépasse de beaucoup la lèvre inférieure, porte au cou des cicatrices provenant de la suppuration des ganglions cervicaux et sous-maxillaires.

Ce garçon, dont les facultés intellectuelles sont peu développées, est porteur d'un cautère, qui lui a été appliqué à l'âge de 5 ans. Il a eu plusieurs ophtalmies, dont la durée a été plus ou moins longue. Soumis depuis longtemps au sirop de Portal, aux amers, à l'huile de foie de morue, etc., etc., on avait cru que sa santé s'était raffermie, lorsqu'au mois de mai dernier il fut encore atteint d'ophtalmie. Depuis ce moment, il n'y a jamais eu d'amélioration. Le malade arrive à Avène dans l'état suivant :

Les bords palpébraux sont rouges et tuméfiés, — cuisson, — larmoiement, — photo-

phobie considérable; le malade dit qu'il lui
est arrivé quelquefois d'ouvrir les yeux, mais
le soir seulement; — blépharospasme, — ké-
ratite ulcéreuse avec exsudation plastique
sur l'œil droit; conjonctivite partielle avec
production de papules sur l'œil gauche.

Ce jeune malade, présentant un état saburral très prononcé, nous lui faisons prendre
un éméto-cathartique. Le lendemain, il commence le traitement thermal ainsi prescrit :

Matin et soir, un bain de piscine; matin
et soir, douches en nappe sur les yeux et
en jet sur la colonne vertébrale, fomentations continues sur les yeux avec l'eau minérale.

Eau minérale pour boisson ordinaire.

Après le 18^{me} bain, le jeune Henri suppor-
te parfaitement les rayons solaires. Il part
d'Avène après avoir pris 32 bains et 40
douches.

Les yeux sont dans un état normal; le droit
offre une légère taie.

### Observation vingt-troisième.

ULCÈRES SCROFULEUX. J. S., âgé de 12 ans,
dont la peau est fine et blanche, la face colorée, à chairs molles, à taille haute et mince,

dont les grandes articulations sont renflées, aux yeux larmoyants ; dont les ailes du nez et la lèvre supérieure sont gonflées, a été nourri par sa mère d'une constitution éminemment scrofuleuse. (Le cou de la mère est tout couturé par suite de la cicatrisation d'ulcères scrofuleux.)

Il y a environ deux ans, une petite grosseur apparut un peu au-dessus de la clavicule droite de ce jeune malade. Après un temps assez long, cette grosseur se ramollit et finit par s'ouvrir; il s'en écoula une eau roussâtre. Depuis lors, la plaie n'a jamais pu se cicatriser. A peu près à la même époque, son jeune frère lui ayant donné un coup de bâton sur le tiers inférieur du tibia gauche, il y survint une grosseur qui s'enflamma et suppura. Cette suppuration a toujours continué. L'huile de foie de morue, les amers, les préparations iodurées, etc., etc. n'ont jamais pu amener la cicatrisation de la plaie.

Aujourd'hui, on voit, au tiers inférieur de la jambe gauche, un ulcère ayant 3 centimètres de diamètre, dont les bords sont amincis et décollés. La couleur de la chair est pâle et blafarde; la matière qui en découle est séreuse et caséeuse.

Au-dessus de la clavicule droite, existe aussi une ulcération offrant un centimètre de diamètre, aux bords amincis et décollés, à la chair pâle et blafarde, dont la sécrétion est séreuse et caséeuse.

Après 25 jours de séjour, pendant lesquels Jules S. prend 34 bains généraux, 40 bains locaux et 20 douches, il quitte Avène entièrement guéri de ses deux ulcères.

### Observation vingt-quatrième.

SCROFULES DES OS ET DE L'ARTICULATION DU COUDE DROIT. Jacques X., âgé de 13 ans, très lymphatique, d'une constitution médiocre, a été atteint il y a environ deux ans de deux engorgements analogues à des furoncles, situés l'un au coude droit et l'autre au bord interne du pied gauche. Puis, le mal gagna plus profondément et la suppuration s'établit. Ce jeune malade se présente à notre observation dans l'état suivant : l'articulation huméro-cubitale est tuméfiée, la peau qui l'entoure est d'un rouge violet; on y remarque plusieurs cicatrices enfoncées, adhérentes, plusieurs ouvertures fistuleuses qui fournissent une suppuration abondante. Un stylet introduit dans ces fistules pénètre jusqu'aux

os, qui sont manifestement dénudés. Les mouvements de flexion et d'extension sont extrêmement bornés ; l'avant-bras est fléchi à angle
droit sur le bras, et peut à peine s'en éloi-
gner ou s'en approcher; le radius et le cu-
bitus sont immobiles l'un sur l'autre. Une
autre fistule existe aussi au bord interne du
pied gauche.

Ce malade prend 34 bains, 22 douches,
fait des fomentations continues avec l'eau
minérale sur les ulcères fistuleux et prend
l'eau minérale pour boisson ordinaire.

A son départ, la suppuration du pied était
tarie, celle du coude bien diminuée et les
ulcères commençaient à se cicatriser.

Ces résultats remarquables sont-ils dus à
une action spécifique des eaux d'Avène contre
les scrofules ? Nous sommes tout disposé à
le croire, car, par leur *mode excitant*, elles
réveillent les fonctions engourdies de l'estomac et des intestins, ravivent le travail des
organes les plus essentiels à la vie, facilitent les fonctions de la peau, et permettent
aux agents réparateurs de l'organisme (la nourriture, l'air, la lumière) de refaire ces consti-
tions si délicates. Tandis que leur *mode
altérant*, par un travail lent, insensible, à

la fois chimique et vital ramène à leur état
normal les liquides altérés. De cette simul-
tanéité d'action ressort la puissance curative
la plus complète pour le traitement de la
diathèse scrofuleuse.

## ULCÈRES.

Depuis la fondation de l'établissement, qui
date de plus d'un siècle, les médecins recom-
mandent les eaux d'Avène aux malades affectés
de plaies aux jambes.

Le Dr Amilhau, dans ses observations sur
les eaux d'Avène, les préconise comme très
efficaces dans ces affections (1).

Joyeuse en parle avec éloges (2).

Dans son *Essai sur les eaux minérales du département de l'Hért*, le docteur St-Pierre s'exprime ainsi : (3) « La construction d'un bâtiment
particulier propre à prendre des bains de
jambes, lorsque ces parties sont attaquées
d'ulcères baveux, et le grand nombre de malades qui s'y rendent chaque année semble-
raient les indiquer comme très efficaces dans

(1) Béziers, chez Fuzier, 1772.
(2) Annales cliniques de la société de méd. prat. de
Montpellier, tome 1, page 153.
(3) *Loco citato*, page 64.

ces affections contre lesquelles échoue si
souvent la sagacité des meilleurs praticiens. »

Au sujet d'une de ces plaies de mauvaise
nature, Delpech écrivait dans le *Mémorial des
Hôpitaux du Midi* (1) : « Cette complication des
vices dartreux et scrofuleux était d'autant plus
tenace que le malade était âgé et affaibli par
un mauvais régime ; je l'envoyai à Avène, où
30 bains émoussèrent le prurit, provoquèrent
la sécrétion de l'albumine et amenèrent la cica-
trice de cet énorme ulcère. »

## Observation vingt-cinquième.

ULCÈRE VARIQUEUX ET CALLEUX. X., cultivateur,
âgé de 44 ans, d'un tempérament limphatico-
sanguin, est atteint de varices depuis sa jeunesse.
Il y a deux ans qu'éprouvant de vives démangeaisons à la jambe droite, il se gratta tellement qu'il s'écorcha. Peu à peu cette écor-
chure s'agrandit et occasionna les deux ulcères
pour lesquels il se rend Avène.

X. a des varices très-développées aux deux
membres inférieurs; à la jambe droite et au
tiers inférieur on voit deux ulcérations, à peu
près d'égale grandeur, ayant près de deux cen-

(1) Mars 1830, page 148.

timètres de diamètre. Ce membre à un engorgement lymphatique très-prononcé; le fond des
ulcérations est livide, les bords et les parties
environnantes sont d'une dureté remarquable;
dont la surface est brune, causant peu de
douleur et fournissant une sérosité sanguino-
lente.

Sous l'influence des bains généraux et locaux,
sous celle des fomentations continues avec l'eau
minérale, et sous l'influence des douches en
nappe, on vit les duretés se ramollir, la surface des ulcères s'humecter et donner un pus
de bonne nature, les bords devenir souples et
minces, les fonds se couvrir de bourgeons
charnus vermeils, et la cicatrisation se faire
complètement dans l'espace d'un mois.

### Observation vingt-sixième.

Ulcère fongueux. X., marchand, âgé de 38
ans, d'un tempérament très-lymphatique, est
porteur depuis près d'un an d'un ulcère situé
au tiers supérieur de la jambe gauche. Cet
ulcère présente les caractères suivants : la surface est couverte de bourgeons charnus, larges,
aplatis, très-rapprochés les uns des autres,
bleuâtres, peu sensibles au toucher, fournis-

sant un pus peu consistant et en assez grande abondance.

Divers traitements avaient été employés pour combattre cet ulcère.

Sous l'influence des eaux, la couleur bleuâtre des bourgeons disparut insensiblement ; ils prirent une teinte vermeille ; la suppuration devint plus consistante et moins abondante, et la cicatrisation fut complète le 25ᵉ jour.

### Observation vingt-septième.

ULCÈRE DARTREUX. Félix X., propriétaire, âgé de 45 ans, d'un tempérament lymphatico-sanguin, raconte qu'il a toujours eu sur la figure et sur diverses parties du corps des dartres farineuses. Il y a 3 ans, étant à la chasse, il fit une chûte et se heurta contre un roc à la partie antérieure et moyenne de la jambe droite. Ce choc détermina une plaie presque arrondie de deux centimètres de diamètre. Malgré divers traitements très-réguliers , la plaie s'est peu à peu agrandie et ne s'est jamais améliorée.

Aujourd'hui, cette ulcération de forme arrondie a cinq centimètres de diamètre. Elle est accompagnée de démangeaisons et d'une sensation de cuisson. Les bords sont gonflés et

livides ; les chairs sont pâles ; on voit quelques
bourgeons charnus , mais mous et décolorés.
La suppuration est séreuse et âcre.

Sous l'influence des eaux, les démangeaisons
et la cuisson cessent, la plaie prend une teinte
plus animée , elle se couvre d'un grand nombre de granulations coniques rouges , la suppuration devient consistante, les bords de la
plaie se dégorgent et s'affaissent de plus en
plus. Bientôt une couche de lymphe coagulable
remplace le pus , et la cicatrisation se forme.

Félix X. , part d'Avène entièrement guéri ,
après un séjour de 25 jours.

---

## MALADIES DU SYSTÈME UTÉRIN OU DE LA MATRICE
### ET DE SES DÉPENDANCES.

Les eaux d'Avène exercent sur le système
utérin une action extrêmement prononcée. Elles
excitent puissamment la menstruation, et ce
résultat se manifeste bientôt après l'emploi des
eaux. C'est, le plus souvent, après quelques
bains que l'on voit l'écoulement mensuel sur-
venir , devancer l'époque habituelle, souvent
aussi se faire avec plus d'abondance. Il résulte de là qu'elles sont très-utilement employées pour établir la menstruation chez les

personnes retardées dans leur développement,
et pour la régulariser chez celles où la nature,
impuissante par faiblesse ou par désordre, ne
produit que de rares ou insuffisantes évacuations.

Une autre conséquence de cette stimulation
particulière produite par les eaux d'Avène sur
les organes génitaux de la femme, c'est de
rendre à ce système son énergie normale ; c'est
de dissiper ces états d'atonie ou de débilité
que l'on rencontre si souvent chez les femmes
des villes, et qui se caractérisent souvent par
des écoulements muqueux abondants. Or, si
l'on tient compte de tous les désordres qui
dérivent de ces trois causes, l'aménorrhée,
la dysménorrhée et la leucorrhée excessive,
on se fera une juste idée de l'importance
qu'acquiert sous ce rapport l'eau minérale
dont nous nous occupons.

Les affections spéciales de la matrice elle-
même sont de deux sortes très-différentes : tantôt ce sont des affections du tissu, du paren-
chyme utérin, tantôt ce sont des déplacements
seulement de l'organe, qui proviennent d'une
affection de ses ligaments, mais qui entraînent
fort souvent à leur suite une irritation secon-
daire de l'utérus.

A titre de modificateur général propre à améliorer l'état de la constitution sous l'influence duquel se développent si souvent les *maladies utérines*, les eaux d'Avène se montrent fort utiles ; mais elles ne conviennent pas dans les cas où il existe une irritation trop intense du corps même de la matrice. Au contraire, lorsque l'irritation est peu prononcée au museau de tanche ou à la partie du col qui fait saillie dans le vagin ; lorsqu'il existe un engorgement de la totalité de l'utérus plus ou moins développé, mais sans irritation vive, et alors même que cet engorgement se complique de relâchement des ligaments et d'abaissement assez marqué de l'organe, on obtient de l'emploi des eaux d'Avène des effets très-importants.

Comme le traitement thermal détermine ordinairement dans le système gestateur une excitation assez forte; comme cette excitation, utile souvent dans une certaine limite, devient fâcheuse toujours quand elle dépasse le degré convenable, on aura d'autant plus de chances de succès que les malades seront moins irritables, et que cette irritablté se développera moins vivement sous l'influence de la médication. En commçant, il convient d'employer des bains peu prolongés, alternés avec des douches de très-courte durée. L'usage exclusif des bains d'une heure de durée, lorsqu'ils sont répétés deux fois par jour, occasionne fréquemment dans ces affections une exacerbation à laquelle il n'est pas toujours prudent de s'exposer. Généralement on conseille les douches vaginales pour combattre les lésions chroniques de l'utérus. Pendant les premières années de notre inspection, nous en avons fait un assez fréquent emploi ; mais si, dans certains cas, nous en avons obtenu de bons résultats, nous avons été plus d'une fois obligé d'y renoncer. Au début du traitement, les douches ascendantes nous ont paru le plus souvent déterminer trop d'excitation, et maintenant nous ne les employons guère que vers la fin, lorsque l'action des eaux n'a produit aucun phénomène d'irritation. On doit y avoir recours surtout lorsqu'il existe une leucorrhée déjà ancienne et sans augmentation de la sensibilité de l'utérus, ou un engorgement utérin tout à fait indolent. Les douches ascendantes agissent par excitation directe, immédiate, et leurs effets sont souvent nuisibles, lorsqu'on ne procède pas avec beaucoup de prudence et de modération. Les premiers effets de la cure thermale sont presque toujours des

phénomènes d'excitation ; ainsi la sensibilité
de l'utérus augmente fort souvent, la menstruation s'accélère ou devient plus abondante,
la leucorrhée s'accroît momentanément.

En résumé, lorsque la matrice présente une
irritation inflammatoire et une grande sensibilité à la pression, l'emploi des eaux d'Avène
est peu avantageux, ou même contre indiqué,
à moins que le mal ne provienne d'une mé-
tastase dartreuse. Lorsque ces phénomènes sont
très-peu prononcés, quel que soit l'état d'engorgement, de déplacement qui existe dans
l'organe, pourvu qu'il n'y ait pas de dégéné-
rescence, ces eaux sont employées avec succès.
Mais, dans tous les cas, il convient, surtout
au début, de diriger le traitement avec ména-
gement et lenteur, et n'augmenter que par
degrés son activité pour ne pas éveiller une
réaction trop forte.

### Observation vingt-huitième.

LEUCORRHÉE CHRONIQUE AVEC ULCÉRATIONS DE
LA MUQUEUSE DU VAGIN ET DU COL DE L'UTÉRUS.
M<sup>me</sup> X., couturière, d'un tempérament lymphatique, âgé de 30 ans, s'est mariée à 20 ans ;
elle a eu deux enfants. Cette malade a été reglée
à 16 ans ; un an avant, elle avait des pertes

blanches. La menstruation se fit régulièrement la première année; pendant la seconde année, il y eut quelques retards qui occasionnèrent de l'essoufflement à la marche, et rendirent les digestions difficiles. Cet état fut combattu par des pilules ferrugineuses. Deux ans après, elle fut obligée de reprendre les mêmes pilules. Elle se maria et devint promptement grosse ; sa santé n'avait jamais été si bonne que pendant cette première grossesse. Elle accoucha d'une fille qu'elle commença à nourrir; son lait fut très-abondant. Elle perdit en blanc pendant près de deux mois. Après cette époque, cette perte diminua, mais elle persista, et quoique beaucoup moins forte, elle finit par la fatiguer. Elle nourrit ainsi son enfant pendant sept mois, après lesquels son médecin lui conseilla de le donner à une nourrice. Elle prit des anti-laiteux et se rétablit très-lentement.

. Les pertes blanches continuaient; sa santé n'était pas forte, lorsqu'elle devint de nouveau grosse à l'âge de 24 ans. Après ses couches, qui furent aussi très-heureuses, elle n'essaya pas de nourrir. Les suites de couches furent longues ; la menstruation n'apparut que le troisième mois, et, pendant tout le temps, elle perdit beaucoup en blanc. L'eau ferrée, des pilules ferrugineuses et un bon régime la rétablirent un peu.

Depuis plus d'un an, la perte blanche étant continue et très-abondante, on l'envoie à Avène.

Ses parents, âgés l'un de 65 et l'autre de 68 ans, ont toujours été bien portants.

*Etat actuel.* X. est pâle, décolorée, à chairs molles, perte de l'appétit, digestions pénibles, faiblesse dans les membres inférieurs qui sont légèrement œdématiés, tristesse profonde, sentiment de pesanteur et de sensibilité à l'hypogastre, qui offre parfois un peu de tuméfaction. Tête souvent douloureuse, insomnies fréquentes, pouls petit, lent, facile à déprimer, bruit de souffle au cœur et bruit de diable au niveau des jugulaires et des carotides, transpiration cutanée supprimée depuis plusieurs années, très-sensible à l'impression du froid même pendant les fortes chaleurs.

L'écoulement est continu ; il est d'un blanc jaunâtre, inodore. X. est forcée de se garnir; elle mouille en moyenne 4 ou 5 linges par jour. La muqueuse du vagin est blafarde, tuméfiée ; on y aperçoit de légères ulcérations, ainsi que sur le col de l'utérus, dont l'orifice est bas et entr'ouvert.

Après 15 bains et 10 douches, l'état est fort amélioré. La muqueuse des organes génitaux est moins tuméfiée ; elle est d'un rose pâle. Les ulcérations sont presque cicatrisées, et l'écoulement a diminué de plus de la moitié. L'appétit est bon, les digestions faciles, le sommeil est revenu.

X. prend 30 bains et 22 douches. A son départ, la muqueuse vaginale est colorée, il n'y a plus d'ulcérations, l'utérus n'est plus abaissé et son orifice n'est plus entr'ouvert. L'écoulement est à peine sensible.

### Observation vingt-neuvième.

Leucorrhée chronique avec pytiriasis capitis, et éruption lichenoïde. M^{me} X., âgée de 38 ans, d'un tempérament lymphatico-nerveux, est affectée depuis une dixaine d'années d'une leucorrhée qui a résisté à divers traitements et pour laquelle elle a été à plusieurs eaux thermales sans en obtenir une grande amélioration.

La menstruation qui a eu lieu à 15 ans a toujours été très régulière. Mariée à 20 ans, elle a eu deux enfants qui ont toujours été bien portants.

Cette malade est impressionnable au froid
et très sujette aux rhumes pendant l'hiver.
Quoique la leucorrhée soit considérable, elle
ne présente pas cet état de chloro-anémie de
la première observation. Le teint est décoloré,
l'auscultation donne un bruit de souffle, les
principales fonctions se font assez bien.

M$^{me}$ X. présente aussi un pytiriasis du cuir
chevelu qui date de plusieurs années et une
légère éruption lichenoïde à la partie antérieure
et supérieure de la poitrine.

M$^{me}$ X., redoutant beaucoup le froid, commence à prendre ses bains dans une baignoire, afin de pouvoir donner à volonté de
l'eau minérale chauffée. Elle diminue insensiblement la température des bains jusqu'au
degré de la température de l'eau dans la
piscine, où elle continue à les prendre.

Pendant un mois de séjour, la malade prend
35 bains et 24 douches vaginales. La leucorrhée a presque cessé, le pytiriasis est rare,
l'affection lichenoïde n'existe plus.

### Observation trentième.

LEUCORRHÉE CHRONIQUE AVEC ENGORGEMENT DE
L'UTÉRUS ET AVEC ECZÉMA. M$^{me}$ X., âgée de 23
ans, très lymphatique, a été réglée à l'âge

de 17 ans. La menstruation a toujours été régulière, mais, depuis l'âge de 16 ans, elle a eu souvent des pertes blanches. Mariée à l'âge de 24 ans, elle a eu 3 enfants qu'elle a nourris et qui sont tous les trois scrofuleux.

Depuis deux ans surtout, la leucorrhée est très abondante ; elle a résisté à divers traitements très rationnels.

M^{me} X. est pâle, décolorée, la figure est légèrement bouffie, les jambes un peu enflées. Elle est triste, découragée ; son appétit est tantôt nul, tantôt exagéré. Elle éprouve un sentiment de pesanteur à l'estomac et au bas ventre ; une douleur aux reins s'étendant jusque dans les cuisses ; ses digestions sont pénibles. Constipation, pouls accéléré, petit, facile à déprimer, essoufflement à là marche rapide et en montant un escalier, insomnies, rêves, peau sèche, très impressionnable au froid. Bruit de souffle au cœur, bruit de diable aux carotides et aux jugulaires.

Ecoulement de sérosité d'un jaune légèrement verdâtre, âcre, irritant, d'une odeur prononcée, déterminant par son contact une éruption eczémateuse à la partie interne et supérieure des cuisses. La muqueuse vaginale est pâle, tachetée de points livides. Le corps de l'utérus est plus développé et abaissé, le museau de tanche présente les taches livides du vagin.

Après 32 bains et 26 douches, l'écoulement n'existe plus. La matrice a repris son volume normal, elle est remontée. La muqueuse du vagin est rosée; elle ne présente plus les taches livides que j'avais remarquées. L'éruption eczémateuse de la partie supérieure des cuisses n'existe plus; toutes les fonctions se font bien.

### Observation trente-unième.

LEUCORRHÉE CHRONIQUE AVEC ENGORGEMENT DE L'OVAIRE GAUCHE. M^{me} X., âgée de 26 ans, d'un tempérament lymphatico-nerveux, fut réglée à 18 ans. Mariée à 23 ans, elle fut bientôt grosse. Ses couches furent heureuses; elle ne garda le repos au lit que pendant 3 jours. Pendant plus d'un mois, les lochies furent très-abondantes et rouges, elles se réduisirent ensuite en un écoulement séreux très-abondant.

Dès que la malade se tenait debout, ou qu'elle portait son enfant qu'elle nourrissait, elle ressentait de vives douleurs dans le bas-ventre et dans les régions iliaques. Elle cessa de nourrir, et des anti-laiteux lui furent sagement administrés.

Trois mois après les couches, la menstruation se rétablit avec de fortes coliques utérines.
Depuis lors, ces dernières se sont reproduites
aux mêmes époques, avec augmentation de la
douleur hypogastrique. Une perte blanche fort
abondante, d'un blanc jaunâtre et sans odeur,
survint en même temps que les douleurs. Cette
perte blanche a toujours existé sans inter-
ruption d'une époque de la menstruation à
l'autre. Une grande faiblesse générale et une
gastralgie intense ont été la conséquence de
cet état qui durait depuis deux ans, lorsque
la malade est arrivée à Avène.

L'abdomen soulevé est douloureux à la moindre pression dans la région iliaque gauche ;
la présence de l'ovaire, dont la grosseur est
celle d'un œuf de pigeon, se distingue aisement ;
il est oblong, et assez dur. La moindre pression exercée sur lui éveille de vives douleurs.
La marche est très-pénible, soit à cause de la
grande faiblesse, soit à cause des douleurs
qu'elle éveille dans l'abdomen.

Mᵐᵉ X. prend 38 bains et 26 douches. A son
départ, les forces sont revenues, les digestions
se font bien, l'engorgement de l'ovaire a entièrement disparu, et les pertes blanches ont
presque complètement cessé.

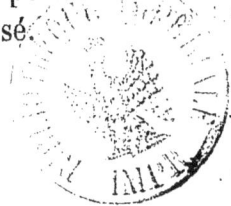

Comment agissent les eaux minérales d'Avène
dans les affections de la matrice ? Évidemment
elles agissent en activant les fonctions de la
vie organique plus ou moins languissantes
auparavant; en produisant une stimulation dérivative sur les reins et principalement sur la
peau, en reveillant la vie dans tous les appa-
reils et en développant dans l'ensemble de l'économie une excitation salutaire, elles détournent la fluxion morbide qui s'opérait dans
l'organe souffrant, et rétablissent le cours des
fluides dans son tissu engorgé. Indépendamment
de cette action générale, les eaux minérales
d'Avène, en raison de leurs propriétés particulières contre les affections de nature dartreuse, jouissent d'une efficacité spéciale dans
le cas où le principe dartreux paraît être la
cause de la lésion du système utérin.

# TABLEAU STATISTIQUE OU RÉCAPITULATIF DES MALADES TRAITÉS A AVÈNE PENDANT LA SAISON DES EAUX
## 1855, 1856, 1857, 1858, 1859.

| | | NOMS DES MALADIES. | chaque espèce de maladie | Malades guéris | Malades soulagés | Malades partis dans le même état qu'à leur arrivée | Malades soulagés ou guéris après leur départ | Malades qui n'ont pas donné de leurs nouvelles |
|---|---|---|---|---|---|---|---|---|
| Maladies spéciales de la Peau ou Dermatoses chroniques. | 1° EXANTHÉMATEUSES. | URTICAIRE — Evanida, perstans, conferta. | 15 | 13 | 2 | » | » | » |
| | | ERYTHÈME — Nodosum, intertrigo. | 10 | 10 | » | » | » | » |
| | 2° VÉSICULEUSES. | ECZÉMA — Impétiginodes, rubrum, général ou partiel. | 122 | 84 | 38 | 1 | » | » |
| | | HERPÈS —.Phlictenodes, zoster. | 12 | 8 | 3 | » | » | 1 |
| | | AFFECTIONS — Psoriformes. | 9 | 7 | 1 | » | » | » |
| | 3° PUSTULEUSES. | ECTHYMA — Vulgare. | 8 | 6 | 2 | » | » | » |
| | | ACNÉ — Disseminata, punctata, rosacea, sicosismenti. | 44 | 18 | 15 | 2 | 4 | 5 |
| | | IMPÉTIGO — Sur les diverses parties du corps. | 30 | 16 | 10 | » | 4 | » |
| | 4° PAPULEUSES. | PRURIGO — Formicans, mitis, général ou partiel. | 18 | 10 | 7 | 1 | » | » |
| | | LICHEN — Simplex, agrius. | 24 | 18 | 6 | » | » | » |
| | | PRURIT — A l'anus, aux parties génitales. | 32 | 12 | 20 | » | » | » |
| | 5° SQUAMMEUSES. | PYTIRIASIS — Rubra, versicolor, sur les d. p. du c. | 46 | 28 | 12 | » | 4 | 2 |
| | | PSORIASIS — Guttata, inveterata, à plus. degrés. | 58 | 10 | 30 | 5 | 6 | 7 |
| | | ICTHYOSE — Partielle. | 8 | 1 | 5 | 2 | » | » |
| | 6° TUBERCULEUSES. | LUPUS — A divers degrés et s. div. part. du corps. | 12 | 2 | 8 | 1 | » | 1 |
| | | ELEPHANTIASIS — Anato, partiel, aux memb. inf. | 6 | » | 4 | 1 | » | 1 |
| Maladies du système lymphatique ou scrofule. | | Engorgements ganglionnaires plus ou moins anciens. | 64 | 20 | 44 | » | » | » |
| | | Ulcères siégeant sur diverses parties du corps. | 22 | 8 | 12 | 1 | » | 1 |
| | | Ophthalmie chronique, oculaire ou palpébrale. | 34 | 20 | 14 | » | » | » |
| | | Carie avec fistules. | 16 | 1 | 8 | 4 | 2 | 1 |
| Ulcères. | | Variqueux. | 22 | 8 | 10 | 2 | 1 | 1 |
| | | Fistuleux avec ou sans esquilles. | 7 | 3 | 2 | 2 | » | » |
| | | Fongueux. | 26 | 11 | 15 | » | » | » |
| | | Dartreux. | 44 | 26 | 18 | » | » | » |
| Maladies du système utérin ou de la matrice et de ses dépendances. | | Engorgement chronique avec ou sans ulcérations superficielles. | 25 | 15 | 8 | » | 1 | 1 |
| | | Dysménorrhée. | 8 | 4 | 3 | 1 | » | » |
| | | Aménorrhée. | 7 | 5 | » | 2 | » | » |
| | | Leucorrhée sans altération organique. | 60 | 44 | 16 | » | » | » |
| | | Ovarite chronique. | 14 | 6 | 8 | » | » | » |
| | | Débilité générale de l'enfance, mauvais allaitement, rachitisme. | 54 | 40 | 14 | » | » | » |
| | | | 857 | 463 | 326 | 25 | 22 | 21 |

# RÉSUMÉ GÉNÉRAL.

Avène, dans le département de l'Hérault, sous le beau ciel du midi, est situé sur un mamelon, dans une vallée ouverte du nord au sud, rafraîchie par la rivière d'Orb, qui la traverse et dont l'air est tour à tour purifié par les vents qui soufflent des rivages de la Méditerranée ou qui descendent du plateau des hautes montagnes qui l'entourent.

La source sourd en petits jets très-nombreux d'un terrain de schistes et de calcaires anciens traversés de filons de porphyre à gros cristaux de Feldspath ; elle débite 500 litres d'eau par minute, et son volume demeure toujours invariable.

L'eau est d'une limpidité parfaite, onctueuse au toucher ; sa température constante est de 28° centigrades.

Elle contient un gaz qui est un mélange d'acide carbonique et d'azote, ainsi que plusieurs sels, parmi lesquels les carbonates de soude et de chaux, le chlorure de sodium et le sulfate de magnésie, et quelques autres en minime quantité. Une dernière analyse y a constaté la présence de l'arsenic.

Les eaux d'Avène sont donc tout à la fois, sous le rapport chimique, *alcalines*, *salines* et *arsenicales*; sous le rapport médical, *toniques*, *sédatives*, *altérantes* et *dépuratives*.

Que leur action tiennent à l'ensemble de ses propriétés physiques et des éléments qu'elles contiennent, ou bien qu'elles soient dues d'une manière plus spéciale à la vertu de l'arsenic, l'expérience, juge en dernier ressort de ses propriétés, constate, comme l'ont prouvé nos observations, non que l'eau d'Avène est une panacée universelle contre tous les maux, mais un remède plein d'efficacité contre une certaine classe de maladies bien définies.

Elles sont un puissant moyen curatif dans toutes les maladies de la peau et des systèmes lymphatiques et utérins.

1° Dans les maladies de la peau, par leur action attractive, ramenant la maladie à l'état aigu, elles donnent à cet organe assez de vie pour réparer ses désordres et remplir ses fonctions.

Ces affections peuvent être divisées en trois classes, qui correspondent à trois degrés différents dans l'efficacité des eaux d'Avène : *affections cutanées sécrétantes, sèches et tuberculeuses.*

On pourrait dire, sans trop présumer, que les eaux d'Avène sont un spécifique pour la première classe de ces affections. Celles qui sont récentes encore et peu profondes sont souvent guéries après une première saison ; elles le sont presque toujours après une seconde, quelle que soit leur gravité.

L'efficacité des eaux se manifeste avec moins de constance dans les affections de la seconde classe. Quelques-unes, comme le lichen et le prurigo, présentent des cas fréquents de guérison, d'amélioration toujours. D'autres, comme le psoriasis et l'icthyose sont plus rebelles. Ceux qui en sont atteints, quittent les bains plus souvent soulagés que guéris, et quelquefois, mais rarement, sans avoir obtenu une modification dans leur état.

Quant aux maladies de la troisième classe, elles résistent aux eaux d'Avène comme à toutes les autres. Cependant elles ne sont pas sans action sur elles ; calmées par l'effet de nos eaux, ces affections arrêtent leur progrès, et,

quand elles sont récentes, elles cèdent parfois
au traitement thermal secondé par les cautérisations avec le nitrate acide de mercure.

2° Les eaux d'Avène ont une action spéciale
sur les maladies qui proviennent du système
lymphatique. Par leur *mode excitant*, elles
réveillent l'estomac et les intestins, ravivent le
travail des organes, facilitent les fonctions de
la peau, permettent ainsi aux agents réparateurs de réformer la constitution. Tandis que
par leur *mode altérant*, par un travail à la
fois chimique et vital, elles ramènent à l'état
normal les liquides altérés. De cette double
action résulte une grande puissance curative
dans le traitement de la diathèse scrofuleuse.

Les engorgements ganglionnaires plus ou
moins anciens, et surtout les ophtalmies chroniques oculaires ou palpébrales, nous ont
fourni un nombre très-satisfaisant de guérisons.

Dans les cas de carie avec fistule et d'ulcères
scrofuleux sur diverses parties du corps, nous
avons compté des succès plus rarement com-
plets.

Le résultat a été à peu près semblable dans
les ulcères d'autre nature, si ce n'est dans les
fongueux et les dartreux, qui ont toujours été

notablement soulagés et les trois quarts du
temps entièrement guéris.

3° Dans les affections de la matrice, les
eaux d'Avène, en activant les fonctions de la
vie, en produisant une stimulation dérivative
sur les reins et principalement sur la peau,
développent dans l'ensemble de l'économie une
excitation salutaire, détournent la fluxion morbide et rétablissent le cours du fluide dans les
tissus engorgés de l'organe souffrant. Dans les
cas d'atonie, elles exercent une influence toujours salutaire ; mais elles sont spécifiques
quand l'affection du système utérin provient
d'un principe dartreux.

Puissent ces indications, données avec une
consciencieuse sincérité, servir à éclairer nos
confrères et à rendre plus facile le soulagement à quelques-uns des membres souffrants
de l'humanité.

# FLORULE D'AVÈNE.

| | | |
|---|---|---|
| 1 | Clematis vitalba , **L.** | Clématite des haies. |
| | Anemone hepatica , **L.** | Anémone hépatique. |
| | Adonis autumnalis , **L.** | Adonide d'automne. |
| | Ranunculus acris , **L.** | Renoncule âcre. |
| | Ranunculus repens , **L.** | Renoncule rampante. |
| | Ranunculus bulbonus , **L.** | Renoncule bulbeuse. |
| | Ranunculus arvensis, **L.** | Renoncule des champs. |
| | Ficaria ranunculoïdes Mœnch. | Ficaire renoncule. |
| | Helleborus fœtidus , **L.** | Hellébore fétide. |
| 10 | Papaver rhœas , **L.** | Pavot coquelicot. |
| | Chelidonium majus , **L.** | Chélidoine éclaire. |
| | Fumaria officinalis , **L.** | Fumeterre officinale. |
| | Fumaria parviflora , **L.** | Fumeterre à petites fleurs. |
| | Raphanus Raphanistrum, **L.** | Radis sauvage. |
| | Sinapis arvensis, **L.** | Moutarde des champs. |
| | Diplotanis muralis . **D. C.** | |
| | Barbarea patula. | |
| | Sisymbrium officinale, Scops | Sisymbre officinal. |
| 20 | Nastutium officinale, **R. Br.** | |
| | Arabis sagittata, **D. C.** | Arabette. |
| | Arabis Thaliana , **L.** | Arabette de thale. |
| | Cardamine hirsuta, **L.** | Cardamine velue. |
| | Alyssum calycinum , **L.** | Alysse calicinal. |
| | Alyssum campestre , **L.** | Alysse des champs. |
| | Alyssum macrocarpum , **D. C** | Alysse à gros fruits. |

*Rochers de Periguilhe et de la montagne opposée entre l'établissement des bains et Avène.*

| | | |
|---|---|---|
| | Draba verna , **L.** | |
| | Biscutella lœvigata, **L.** | Biscutelle lisse. |
| | Iberis pinnata , **L.** | Ibéride pinnatifide. |
| 30 | Thlaspi bursa pastoris , **L.** | Thlaspi bourse à pasteurs. |
| | Hutchinsia petrœa , **R. Br.** | Hutchinsie des pierres. |
| | Rapistrum rugosum, **All.** | |
| | * Cistus salviœfolius , **L.** | Ciste à feuilles de sauge. |
| | Helianthemum salicifolium, Pers. | Hélianthème à feuilles de sauge. |
| | * Helianthemum gustatum, L. | Hélianthème taché. |
| | Fumoria procumbens. | |

|  |  |
|---|---|
| Viola odorata. | Violette odorante. |
| Viola sylvatica, Fries. | Violette des bois. |
| 40 Viola tricolor, L. | Violette pensée. |
| Reseda phyteuma, L. | Réséda raiponce. |
| Reseda lutea, L. | Réséda jaune. |
| Silene inflata, Em. | Silène à calice enflé. |
| Silene italica, Pers. | Silène d'Italie. |
| Lychnis dioïca, L. | Lychnide dioïque. |
| Lychnis flos cuculi, id. | Lychnide fleur de coucou. |
| Agrosthemma githago, id. | Agrostemme. |
| Saponaria officinalis, id. | Saponaire officinale. |
| Saponaria ocymoïdes, id. | Saponaire faux basilic. |
| 50 Gypsophila fustigiata, id. | Cypsophile fastigiée. |
| Dianthus prolifer, id. | OEillet prolifère. |
| * Dianthus carthusianorum, id | OEillet des chartreux. |
| Dianthus virgineus, id. | OEillet virginal. |
| Dianthus Monspessulanus, id. | OEillet de Montpellier. |
| Sagina procumbens, id. | Sagine couchée. |
| Sagina apetala, id. | Sagine sans pétales. |
| Alsine tenuifolia, Crantz. | Alsine à petites feuilles. |
| Alsine mucronata, L. | Alsine. |
| Mœhringia trinervia, Clairv. | Mœhringie. |
| 60 Arenaria serpyllifolia, L. | Sabline à feuilles de serpolet. |
| Stellaria media, Vill. | Stellaire. |
| Cerastium viscosum, L. | Céraiste visqueux. |
| Cerastium brachypetalum, Despr. | Céraiste à courtes pétales. |
| Linum tenuifolium, L. | Lin à feuilles menues. |
| Linum strictum, L. | Lin raide. |
| Linum angustifolium, Huds. | Lin à feuilles étroites. |
| Linum catharticum, L. | Lin purgatif. |
| Malva sylvestris, L. | Mauve sauvage. |
| Altœa officinalis, L. | Guimauve officinale. |
| 70 Geranium columbinum, L. | Géranium colombin. |
| Geranium rotundifolium, L. | Géranium à feuilles rondes. |
| Geranium Robertianum, L. | Géranium robertin. |
| Erodium cicutarium, L'Hérit. | Erodium à feuilles de cigue. |
| Hypericum perforatum, L. | Millepertuis perforé. |
| Hypericum tetrapterum, Fric. | Millepertuis. |
| Hypericum montanum, L. | Millepertuis des montagnes. |
| Acer Monspessulanum, L. | Erable de Montpellier. |
| Acer campestre, L. | Erable champêtre. |
| Acer opulifolium, L. | Erable à feuilles d'obier. |
| 80 Vitis vinifera, L. | Vigne ordinaire. |
| Oxalis corniculata, L. | Oxalide corniculée. |
| Evonymus europeus, L. | Fusain commun. |
| Spartium junceum, L. | |
| * Sarothamnus vulgaris. | |
| * Sarothamnus purgans. | |
| Ononis natrix, L. | Bugrane natrix. |
| Ononis procurens. | |
| Ononis columnæ. | |
| Anthyllis montana, L. | Anthyllide des Montagnes. |

| | |
|---|---|
| 90 Anthyllis vulneraria, L. | Anthyllide vulnéraire. |
| Medicago lupulina, L. | Luzerne lupuline. |
| Medicago sativa. | Luzerne cultivée. |
| Melilotus macrorhiza, Pers. | Mélilot. |
| Melilotus alba, Lanck. | Mélilot à fleurs blanches. |
| Trifolium angustifolium, L. | Trèfle à feuilles étroites. |
| Trifolium pratense, L. | Trèfle des prés. |
| * Trifolium arvense, L. | Trèfle des guérets. |
| Trifolium scabrum, L. | Trèfle raboteux. |
| Trifolium fragiferum, L. | Trèfle fraisier. |
| 100 Trifolium repens, L. | Trèfle rampant. |
| Trifolium agrarium, L. | Trèfle des campagnes. |
| Dorycnium suffructicosum, Vill. | Dorycnie fruoticeuse. |
| Lotus hirsutus, L. | Lotier velu. |
| Lotus corniculatus, L. | Lotier corniculé. |
| Astragalus Monspessulanus. | Astragale de Montpellier. |
| Psoralea bituminosa, L. | Psoralier bitumineux. |
| Vicia sativa, L. | Vesce cultivée. |
| Coronilla Emerus, id. | Coronille Emérus. |
| Prunus spinosa, id. | Prunier épineux. |
| 110 Prunus mahaleb, id. | Prunier. |
| Geum urbanum, id. | Benoîte commune. |
| Potentilla reptans, id. | Potentille rampante. |
| Potentilla hirta, id. | Potentille hérissée. |
| Fragaria collina, Ehr | Fraisier des collines. |
| Rubus cœsius, L. | Ronce à fruit bleuâtre. |
| Rubus discolor, W. et Nees. | Ronce. |
| Rosa arvensis, Huds. | Rosier des champs. |
| Rosa canina, L. | Rosier des chiens. |
| Rosa rubiginosa, L. | Rosier rouillé. |
| 120 Agrimonia eupatoria, L. | Aigremoine eupatoire. |
| Poterium dictyocarpum, Spa. | Pimprenelle. |
| Cratœgus oxyacantha, L. | Alisier aubépine. |
| Pyrus amygdaliformis, Vill. | Poirier amandier. |
| Sorbus avia, Crantz. | Sorbier. |
| Sorbus Torminalis, Crantz, | Sorbier. |
| Amelanchia vulgaris, Mœnch. | |
| Epilobium montanum, L. | Epilobe de montagne. |
| Epilobium parviflorum, Schr. | Epilobe à petites fleurs. |
| Epilobium hirsutum, L. | Epilobe herissé. |
| 130 Callitriche verna, Kutz. | Callitriche. |
| Lythrum salicaria, L. | Salicaire. |
| Bryonia dioïca, Jacq. | Brione dioïque. |
| Portulaca oleracea, L. | Pourpier commun. |
| Polycarpon tetraphyllum, L. | Polycarpon quaterné. |
| Herniaria hirsuta, L. | Herniaire velue. |
| Sedum maximum, Suter. | Sédum grand. |
| Sedum annuum, L. | Sédum annuel. |
| * Sedum hirsutum, All. | Sédum hérissé. |
| Sedum album, L. | Sédum blanc. |
| 140 Sedum dasyphyllum, L. | Sédum à feuilles épaisses. |
| Sedum acre, L. | Sédum acre. |

| | |
|---|---|
| Sedum reflexum, L. | Sédum réfléchi. |
| Sedum altissimum, L. | Sédum élevé. |
| Sedum anopetalum, D. C. | Sédum. |
| Umbilicus pendulinus, D. C. | Ombilic pendant. |
| Saxifraga tridactylis, L. | Saxifrage à trois doigts. |
| Dancus carota, L. | Carotte commune. |
| Orlaga grandiflora, Hoffm. | |
| Torilis helvetica, Gmel. | |
| 150 Pastinaca sativa, L. | Panais cultivé. |
| Seseli montanum, L. | Séséli de montagne. |
| Fœniculum vulgare, Gœrtn. | |
| Buplevrum gunceum, L. | Buplèvre éffilé. |
| Pimpinella saxifraga, L. | Boucage saxifrage. |
| Pimpinella tragium, Vill. | Boucage tragium. |
| Helosciadium nodiflorum, K. | |
| Scandix pecten-veneris, L. | Scandix peigne de Vénus. |
| Hydrocotyle vulgaris, L. | Hydrocotyle commun. |
| Eryngium campestre, L. | Panicaut des champs. |
| 160 Hedera helix, L. | Lierre commun. |
| Cornus sanguinea, L. | Cornouiller sanguin. |
| Sambucus ebulus, L. | Sureau yèble. |
| Viburnum lantana, L. | Viorne mancienne. |
| Lonicera periclymenum, L. | Chevrefeuille des bois. |
| Rubia peregrina, L. | Garance voyageuse. |
| Galium rasondifolium, L. | Gaillet à feuilles rondes. |
| Galium elatum, Thuill. | Gaillet. |
| Galium sylvestre, Voll. | Gaillet des bois. |
| Galium parisience, L. | Gaillet de Paris. |
| 170 Galium aparine, L. | Gaillet grateron. |
| Galium tricorne, With. | Gaillet à trois cornes. |
| Asperula cynanchica, L. | Asperule à l'esquinancie. |
| Asperula arvensis, L. | Aspérule des champs. |
| Sherardia arvensis, L. | Shérardie des champs. |
| Crucianella augustifolia, L. | Crucianelle à feuilles étroites. |
| Centranthus calcitrapa, Duf. | Centranthe chausse-trappe. |
| Dispsacus sylvestris, Mill. | Cardère sauvage. |
| Cephalaria leucantha, Schrad. | |
| Knautia arvensis, Koch. | |
| 180 Scabiosa columbaria, L. | Scabieuse colombaire. |
| Eupatorium cannabinum, L. | Eupatoire à feuilles de chanvre. |
| Tussilago farfara, L. | Tussilage pas d'ane. |
| Solidago virga-aurea, L. | Verge d'or commune. |
| Erigeron canadensis, L. | Vergerette du Canada. |
| Erigeron acris, L. | Vergerette âcre. |
| Bellis perennis, L. | Paquerette vivace. |
| * Senecio viscosus, L. | Seneçon visqueux. |
| Senecio gallicus, L. | Seneçon. |
| Senecio jacobœa, L. | Seneçon jacobée. |
| 190 Leucanthemum vulgare, Lam | |
| Anthenis cotula, L. | Camomille puante. |
| Achillœa millefolium, L. | Achillée mille feuilles. |
| Enula corryza, D. C. | |
| Enula montana, L. | |

Pulicara dysenterica, Fœest.
Cupularia graveolens, Gr.
Helichrysum stœchas, D. C.
Helichrysum angustifolium

---

*Entre la Rode-Basse et Truscas.*

| | |
|---|---|
| Filago germanica, L. | Gnafale d'Allemagne. |
| 200 Logfia subulata, Call. | |
| Echinops ritro, L. | Boulette ritro. |
| Galactites tomentosa, L. | |
| Onopordium acanthium, L. | |
| Cirsium lanceolatum , L. | |
| Cirsium Monspessulanum, A. | |
| Cirsium bulbosum, D. C. | |
| Cirsium acaule, All. | |
| Cirsium arvense, Scop. | |
| 210 Carduus tenuiflorus, D. C. | Chardon à petites feuilles. |
| Carduus nigrescens, Vill. | Chardon noirâtre. |
| Centaurea jacea, L. | Centaurée jacée. |
| Centaurea amara, L. | Centaurée amère. |
| Centaurea pectinata , L. | Centaurée pectinée. |
| Centaurea scabiosa ; L. | Centaurée scabieuse. |
| Kentrophyllum lanatum, D. C | |
| Crupina vulgaris, Cass. | |
| Carlina corymbosa, L. | Carline en corymbe. |
| Carlina acanthifolia, All. | Carline à feuilles d'acanthe. |
| 220 Lappa minor, D. C. | |
| Catananche cœrulea, L. | Cupidone bleue. |
| Cichorium intybus , id. | Chicorée sauvage. |
| Lamptana communis, id. | |
| Hypochœris radicata, id. | Porcelle à longue racine. |
| Trincia hirta , id. | |
| Leontodon autumnalis ; id | Liondent d'automne. |
| Picris hieracoïdes , id. | Picride épervière. |
| Helminthia echoïdes, Gœrtn. | Helminthie vipérine. |
| Urospermum Dalechampii. D. | Urosperme de Dalechamp. |
| 230 Tragopogon pratensis, L. | Salsifis des près. |
| Chondrilla juncea, L. | Chondrille effilée. |
| Taranacum officinale, Vill. | Pissenlit officinal. |
| Lactuca viminea, Link. | Laitue. |
| Lactuca scariola , L. | Laitue sauvage. |
| Lactuca muralis , Koch. | Laitue murale. |
| Sonchus oleraceus, L. | Laiteron des jardins. |
| Picridium vulgare , Desf. | Picridie commune. |
| Crepis taraxacifolia, Thuill. | Crépide à feuilles de pissenli. |
| Hieracium pilosella. L. | Epervière piloselle. |
| 240 Hieracium auricula , id. | Epervière auricule. |
| Hieracium murorum, id. | Epervière des murs. |
| Hieracium sabandum , id. | Epervière Savoyarde. |
| * Andryala sinuata, id. | Andryale sinuée. |
| Xanthium strumarium, id. | Lampourde glouteron. |
| Jasione montana , id. | Jasione de montagne. |

Phyteuma orbiculare, id. — Raiponce orbiculaire.
Specularia speculum, D. C. —
Campanula erinus , L. — Campanule érine.
Campanula glomerata , id. — Campanule agglomérée.
250 Campanula rapunculus , id. — Campanule fausse-raiponce.
&ast; Calluna vulgaris. Salisb. —
&ast; Erica cinerea , L. — Bruyère cendrée.
&ast; Erica arborea, id. — Bruyère en arbre.
Lisimachia vulgaris, id. — Lysimaque commune.
Anagallis arvensis, id. — Mouron des champs.
Anagallis phœnicea, id. — Mouron rouge.
Anagallis cœrulea, id. — Mouron bleu.
Fraxinus excelsior , id. — Frêne commun.
Phyllirea latifolia, D. C. — Phylaria à larges feuilles.
Legustrum vulgare, L. — Troène commune.
Jasminum frutescans, L. — Jasmin frutescent.
260 Vinca minor, L. — Pervanche petite.
Vincatoxicum officinale, M. —
Convolvulus sepium, L. — Liseron des haies.
Convolvulus arvensis, id. — Liseron des champs.
Convolvulus cantabrica, id. — Liseron de Biscaye.
Borrago officinalis, L. — Bourrache officinale.
Lithospermum officinale, id. — Grémil officinal.
Echium vulgare , id. — Vipérine commune.
Myosotis hispida, Schecht. — Myosotis.
Cynoglosum pictum, C. — Cynoglosse rayée.
270 Heliotropium europœum, L. — Héliotrope d'Europe.
Solanum villosum, Lanck. — Morelle velue.
Solanum dulcamara, L. — Morelle douce-amère.
Hyosciamus niger, id. — Jusquiame noire.
Verbascum thapsus , id. — Molène bouillon blanc.
Verbascum pulverulentum, V. — Molène poudreuse.
Scrophularia aquatica, L. — Scrophulaire aquatique.
Scrophularia canina , id. — Scrophulaire des chiens.
Antirrhinum majus , id. — Muflier grand.
Antirrhinum orontium , id. — Muflier rubicon.
280 Anarrhinum bellidifolium, D. — Anarrhine paquerette.
Linaria spuria , Mill. — Linaire velvote.
Linaria simplex , D. C. — Linaire simple.
Linaria striata , D. C. — Linaire rayée.
Linaria supina , Desf. — Linaire couchée.
Linaria minor, Desf. — Linaire naine.
Linaria origanifolia, D. C. — Linaire à feuilles d'origan.
Veronica Beccabunga, L. — Veronique Beccabunga.
&ast; Veronica officinalis, ld. — Véronique officinale.
Veronica arvensis, id. — Véronique des champs.
290 Veronica polita, Fries. —
Veronica hederœfolia, L. — Véronique à feuilles de lierre.
Digitalis lutea, id. — Digitale à petites fleurs.
Euphrasia officinalis, id. — Euphraise officinale.
Orobanche rapum, Thuill. — Orobanche.
Orobanche epithymum, D. C. — Orobanche du serpolet.
Lavandula spica, De C. — Lavande à épi.

Lavandula stœchas, id. — Lavande stœchas.
Mentha rotundifolia, id. — Menthe à feuilles rondes.
Mentha sylvestris, id. — Menthe sauvage.
300 Mentha viridis, id. — Menthe verte.
Mentha canescens, Fries.
Mentha aquatica, id. — Menthe des marais.
Lycopus europœus, id. — Lycope européen.
Origanum vulgare, id. — Origan commun.
Thymus vulgaris, id. — Thym commun.
Thymus serpyllum, id. — Thym serpolet.
Calamintha officinalis, M. — Calament officinal.

*La Ciffrerie, la Rode-Haute.*

Calamintha nepeta, L.
Calamintha acinos, Clairv. — Calament acinos.
Calamintha clinopodium, D.
310 Glechoma hederacea, L. — Glécome lierre terrestre.
Lamium amplexicaule, id. — Lamier embrassant.
Galœpsis angustifolia.
Stachys recta, id. — Epiaire droite.
Ballota fœtida Lanck. — Ballote fœtide.
Brunella vulgaris, Mœnch. — Brunelle commune.
Ajuga reptans, L. — Bugle rampante.
Ajuga chamœpitis, A. — Bugle faux pin.
*Teucrium scorodonia, L. — Germandrée sauge des bois.
Teucrium chamœdrys, id. — Germandrée petit chêne.
320 Teucrium polium, id. — Germandée polium.
Verbena officinalis, id. — Verveine officinale.
Plantago major, id. — Plantaire à grandes feuilles.
Plantago media, id.
Plantago eoronopus, id.
Plantago serpentina, Vill.
Plantago lagopus, L.
Plantago Lanceolata, id.
Plantago cynops, id.
Armeria plantaginea, Vill.
330 Amarantus blitum, L. — Amaranthe-blette.
Amarantus sylvestris, Desf. — Amaranthe des bois.
Amarantus retroflexus, L.
Chenopodium botrys, id. — Anserine botride.
Chenopodium album, id. — Anserine blanche.
Camphorosma Monspeliaca, — Camphrée de Montpellier.
Rumex pulcher, L. — Patience belle.
Rumex crispus, id. — Patience crépue.
Rumex scutatus, id. — Patience à écusson.
Rumex cacetosella, id. — Patience.
340 Polygonum persicaria, id. — Renouée persicaire.
Polygonum hydropiper, id. — Renouée poivre d'eau.
Polygonum aviculare, id. — Renouée des oiseaux.
Polygonum convolvulus, id. — Renouée.
Polygonum dumetorum, id. — Renouée des buissons.
Aristolochia pistolochia, id. — Aristoloche crénelée.

Euphorbia chamœsyce, id. — Euphorbe monnoyer.
Euphorbia helioscopia, id. — Euphorbe réveil-matin.
Euphorbia cyparissias, id. — Euphorbe cyprès.
Euphorbia segetalis, id. — Euphorbe des blés.
350 Euphorbia amygdaloïdes, La. — Euphorbe ésule.
Euphorbia characias, L. — Euphorbe des vallons.
Euphorbia nicœensis, All. — Euphorbe de Nice.
Mercurialis annua, L. — Mercuriale annuelle.
Buxus sempervirens, id. — Buis commun.
Ulmus campestris, id. — Orme commun.
Urtica urens, id. — Ortie brûlante.
Urtica dioïca, id. — Ortie dioïque.
Parietaria erecta, M. et Koch — Pariétaire.
Juglans regia, L. — Noyer commun.
360 Fagus sylvatica, id. — Hêtre des forêts.
* Castanea vulgaris, Lanck. — Châtaignier commun.
Quercus pubescens, Willd. — Chêne pubescent.
Quercus ilex. L. — Chêne yeuse.
Corylus avellana, id. — Noisetier commun.
Salix alba, id. — Saule blanc.
Salix amygdalina, id. — Saule amandier.
Salix concolor, id. — Saule bicolore.
Salix incana, Schrank. — Saule drapé.
Salix purpurea, L. — Saule pourpré.
Populus pyramidalis, Roz. — peuplier pyramidal.
370 Alnus glutinosa, L. — Aulne commun.
Junisperus communis, id. — Genévrier commun.
Colchicum autumnale, id. — Colchique d'automne.
Scilla autumnalis, id. — Scille d'automne.
Ornithogalum divergens, Bor. — Ornithogale.
Allium polyanthum, R. et Sc. — Ail.
Muscari racemosum, D. C. — Muscari à grappe.
Muscari comosum, Mill. — Muscari à toupet.
Potamogeton densus, L. — Potamot serré.
Juncus glaucus, Shrb. — Jonc
380 Juncus lagenarius, Gay. — Jonc des crapauds.
Juncus bufonius, L. — Souchet long.
Cyperus longus, id. — Scirpe jong.
Scirpus holoschœnus, id. — Laiche distante.
Carex distans, id. — Flouve odorante.
Anthoxanthum odoratum, id. — Phéole des près.
Phleum pratense, id. — Vulpin des champs.
Alopecurus agrestis, id.
Setaria vividis, Pal. Beauv.
Panicum crus galli, L. — Panic pied-de-coq.
390 Panicum sanguinale, id. — Panic sanguin.
Cynodon dactylon, id.
Andropogon ischœmum, id. — Andropogon pied-de-poule.
Agrostis alba, id. — Agrostis blanche.
Agrostis vulgaris, Wither. — Agrostis commune.
* Aira caryophyllea, L. — Canche œillet.
Avena barbata, Brot. — Avoine barbue.
Arrenatherum elatius, M.

| | |
|---|---|
| Holcus lanatus, L. | Houque. |
| Kœleria cristata, id. | Keulérie en crête. |
| 400 Poa annua, id. | Paturin annuel. |
| Poa nemoralis, id. | Paturin des bois. |
| Poa bulbosa, id. | Paturin bulbeux. |
| Poa pratensis, id. | Paturin des prés. |
| Poa trivialis, id. | |
| Eragrostis megastachya, Lin. | |
| Melica Bauhini, All. | Mélique. |
| Melica nutans, L. | Mélique. |
| Scleropoa rigida, Griseb. | |
| Dactylis glomerata, L. | Dactyle agglomeré. |
| 410 Molinia cœrulea, Mœnch. | |
| Cynosurus cristatus, L. | Cynosure crételle. |
| Cynosurus echinatus, id. | Cynosure hérissé. |
| Vulpia myuros, Reichenb. | Fétuque queue de rat. |
| Festuca duriuscula, L. | Fétuque durette. |
| Festuca pratensis, Huds. | Fétuque des prés. |
| Bromus tectorum, L. | Brome des toits. |
| Bromus sterilis, id. | Brome stérile. |
| Bromus mollis, id. | Brome mollet. |
| Hordeum murinum, id. | Orge queue de souris. |
| 420 Agropyrum repens, Val. B. | |
| Brachypodium sylyaticum, R. et Sch. | |
| Brachypodium pinnatum, V. Beauv. | |
| Lolium strictum, Presl. | Ivraie raide. |
| Gaudinia fragilis, Val. Beauv. | |
| Nardurus Lachenalii. | |
| Nardurus genuinus, Godr. | |
| Ceteracle officinarum. Willd. | Cétérach des boutiques. |
| Polypodium vulgare. | Polypode commun. |
| Asplenium trichomanes, L. | Doradille trichomane. |
| * Asplenium septentrionale, S. | Doradille septentrionale. |
| 430 Asplenium ruta muraria, L. | Doradille des murs. |
| Asplenium adiantum nigrum, | Doradille noire. |
| Pteris aquilina, L. | Ptéris aigle impériale. |
| Equisetum arvense, L. | Prêle des champs. |

Total 433 espéces, dont 425 phanérogames, 7 fougères et 1 équisétacée.

FIN.

# TABLE DES MATIÈRES.

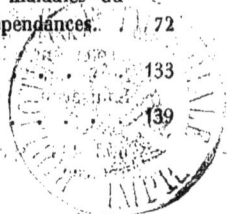

www.ingramcontent.com/pod-product-compliance
Lightning Source LLC
Chambersburg PA
CBHW071914200326
41519CB00016B/4616